心なんかどうでもいい

大学生・高校生・中学生の悩みに答える森田療法

長崎ウエスレヤン大学教授（臨床心理学）
金原俊輔

学文社

はじめに

森田療法は、精神科の医師だった森田正馬《もりたまさたけ》が創始した心理療法です。

心理療法という語は「心の病気や悩みを軽くするための心理学的なアドバイス」を意味しており、要するにカウンセリングのことです。

森田は、明治七（一八七四）年、高知県に生まれ、昭和十三（一九三八）年、六十四歳だったときに東京で亡くなりました。

東京大学医学部の出身です。

医学博士で、東洋大学と東京慈恵会医科大学の教授でした。


森田療法は大正時代（一九二〇年前後）に成立しました。

この療法は、気分が重かったり体調が悪かったりするとき、そういう状態に悩みながらも立ちどまらず、その場その場で自分がすべきことをおこなう、それによって気分や体調をよい方向へむかわせる、という内容の心理療法です。

すべきことをおこなっていたら、どうして気分・体調がよくなってゆくのか、わからなかったでしょう。

くわしく説明すると、つぎのようになります。

1 人はだれでも、心が不調になることがあるし、身体が不調になることもある。

2 多くの人は、自分の心や身体が不調になったときに、「つらいけれど、こういうこともあるだろう」と受けとめる。そして、つらさを感じながら、不調自体はそのままにして、しかたなくこれまで通りの生活をつづける。そうするうちに、いつのまにか不調はなおる。不調というのは放《ほう》っておくと自然に消滅するものだからである。

3 ところが、非常に内面的な人、極端に完全をもとめる人たちは、不調を「よくないもの、なおすべきもの」と受けとめる。そして、なおそうと努力しだす。なおそうと努力すると、不調はかえって長くつづいてしまう。なぜならば、努力することでその人の注意が不調に集中し、不調を消滅させる流れの発生をさまたげるからである。

4 その人は、不調がつづくため、なおそうと、もっと努力する。さらに、不調であることを理由にして、勉強や仕事や家事などの手をぬく生活をおくりだす。不調がなおったあとでそういうことをきちんとやろう、と考える。不調に左右されているこのような生きかたを、「気分本位《きぶんほんい》」の生きかた、「体調本位《たいちょうほんい》」の生きかた、と呼ぶ。

5 気分本位というのは、気分のよしあしを生活の中心におき、しなければならない活動を生活の片隅《かたすみ》に押しやってしまった状態をさす。

たとえば、「友だちと街で会う約束があるけれど、雨がふっていて憂鬱《ゆううつ》だから、約束の時間に遅れて行こう」というような場合で、これは友だちとの約束よりも憂鬱な気分のほうを重視している。

6 自分の内面を尊重しすぎるためにこうなる。

体調本位というのは、体調のよしあしを生活の中心におき、しなければならない活動を生活の片隅に押しやってしまった状態をさす。

たとえば、「今日は微熱《びねつ》があるから学校へは行かない」というような場合で、これは登校よりも微熱が出ている体調のほうを重視している。

7 身体の調子の万全さをもとめすぎるためにこうなる。

気分本位や体調本位はよくない。

約束よりも憂鬱さのほうを重視すれば、約束した相手に迷惑をかけることになるし、憂鬱な気分も晴れたりはしない。学校よりも微熱のほうを重視すれば、学校は休むことになるし、熱もさがりはしない。

8 気分の悪さは気分の悪さとしてあるがままに受け入れ、体調の悪さは体調の悪さとしてあるがままに受け入れて、それに困りながら、弱りながら、不快を感じながらも、やらなければならないことはしっかりやる、やりつづける、そういう生活にあらためるべきである。

9 不調に左右されていないこのような生きかたを、「目的本位《もくてきほんい》」の生きかた、と呼ぶ。目的本位というのは、気分がどのようであるかにかかわりなく、その日、そのときに、自分におよんでいる責任を果たそうとする態度をさす。たとえば、友だちと約束をしたのだったら、気分が憂鬱であっても約束の時間に遅れないように出かける、というものである。

あるいは、目的本位というのは、体調がどのようであるかにかかわりなく、その日、そのときに、おこなわなければならないことをおこなおうとする態度をさす。たとえば、自分は学校に行かなければならないのだから、微熱があっても登校する、というものである。

10 目的本位の生きかたをすると、目的のほうに注意がむかい、心や身体の不調は放置《ほうち》されることになる。それにより、不調はしだいに消えてゆく。つまり不調がなおる。

同時に、約束を守った、人に迷惑をかけなかった、学校を休まなかった、勉強や部活動に励《はげ》んだ、などの自信や実績がのこる。

11 内面的な性格、完全をもとめる性格は、悪いものではないので、あらためる必要はない。そんな性格を自分自身や周囲にとって有益なことに発揮するようにすればよい。

以上です。

自分を大切にしすぎたら自分にとってマイナスの結果をまねいてしまい、自分を少し粗末《そまつ》にあつかったら自分にとってプラスが発生する、こう整理することもできます。自分の心を大事にするのではなく、自分の行動のほうを大事にすべき、という把握《はあく》のしかたも可能です。

森田療法は、自分を粗末にあつかったり行動を大事にしたりしていれば心身の不調が改善する、不調をもてあましつつも果たすべきことをあれこれ果たしていると調子が回復する、と考えるのです。

森田療法のアドバイスは説教や人生訓に聞こえるかもしれません。そんな面もありはするでしょう。

しかし、実際には同療法は心理療法であり、そこから発される指示は人々の心身の健康を増進させるためのものです。とりわけ心の健康の涵養《かんよう》をめざしています。

森田療法は、実行するのがなかなか大変です。

ですが、思いきってその指示通りにやってみると、たしかな結果につながります。ある調査ではなんらかの精神的な症状をもった人たちのうち五〇パーセントから七〇パーセントに効果をあらわし、別の調査では七〇パーセントから九〇パーセントの人々に効果をあらわしました。たくさんの心理療法の中でずばぬけて有効なものなのです。

心の不調にとどまらず、身体の不調にも対応できます。
不調の改善ばかりにではなく、人生の悩みの解決にも力をしめします。
男性であれ、女性であれ、森田療法によってえられるメリットにちがいはありません。
現代の人たち、若い人たちにも、役立ちます。

本書では、大学生、高校生、中学生、そして短大生や専門学校生や予備校生の世代の人たちがもつ心身のさまざまな不調と悩みにたいして、この森田療法の見地からアドバイスをおこなってゆきます。

表題である「心なんかどうでもいい」は、『森田正馬《まさたけ》全集』(白揚社)の第五巻に記されている「気分などは、どうでもよい」という森田自身のことばを模したものです。

気分だけではなく気持ち・思い・感情をひとまとめにした用語として、「心」をつかいました。

心などは軽視すべきという本書の主張は、自分の心の訴えを適宜《てきぎ》軽視しなさいという意味であり、周囲の人たちの心を軽視せよという意味ではありません。

人の心は大切にしてください。

「学校」「勉強」「友だち」「感情」「性格」「身体」「生活」の七つの章を設《もう》け、目次を見て関係があるところだけを読めばよいように構成しました。

目次

第二章　勉　強

第三章 友だち

第五章 性格

第七章　生活

第一章　学校

1 学校に行けなくなった。

学校へ行くべきかどうかについては、いろいろな意見があります。

森田療法は、学校へは行くべきである、と考えます。

若い人が学校に行かないで発展するのはむずかしいからです。

ここでいう発展とは、自分が未熟である事実に気づき、成熟にむかって前進する営《いとな》み、を意味します。

年齢にふさわしい知識や経験や能力をもつことが成熟です。

人が学校に行けなくなってしまう原因はひとつだけではないので森田療法がひとつだけの考えかたをしているわけではないものの、基本的には「登校すべき」と考えるのです。

事情があって学校を二日か三日休むのはかまわないし、あるいは一週間ぐらい休むのもかまわないでしょう。

しかし、休みをあまり長びかせてはいけません。長びくと、だんだん本格的に行けなくなってしまうからです。

あなたの場合、登校できない無理からぬ理由があるのかもしれません。そうであっても、とにかく今日一日だけでも学校へ行き、同級生たちと会い、授業を受け、帰ってくる、それをめざして実行してください。

毎日、毎日、「何とか今日だけは」と歯をくいしばって登校するように。ときどき休みながらで結構です。

きついでしょうが、がんばっているうちに、やがて卒業式にいたります。

卒業式にいたるまでのあいだに、がんばった成果として、あなたには今よりも豊かで、今よりも高度な、知識・経験・能力が身についているでしょう。

2 現在、不登校中。気持ちが整理されるまで登校できない。

これまで学校を休んでいて、あなたの気持ちの整理はついたでしょうか。ついていないと思います。

たとえ少しはついたとしても、ご家族から学校へ行くようにいわれたら、いわれた途端《とたん》、整理されたはずの気持ちが乱れだしてしまうでしょう。

あなたの気持ちが整理されている整理されていないということと、あなたが登校する登校しないということは、関係がない事柄《ことがら》です。

休まずに登校している人の気持ちだって、しょっちゅう乱れているのです。気持ちが整理されていなくても登校できるわけです。

「自分の気持ちなど、どうでもいい」

と考えてください。そして学校へ行きなさい。学校は行くべきところです。

学校へ行っていなかったあなたが学校へ行きだすときにはかなり苦しくなるでしょうが、それは気持ちが整理されていないその時点に登校するからではなく、ひと月後に登校する場合であっても半年後に登校する場合であっても、変わりはありません。

変わりがないのですから、より早いうちに登校するほうがよいのです。

「苦しさを感じるだろう。だけど、それを経験し乗り越えることによってしか学校復帰にはつながらない」

そう覚悟してください。

ある事情で不登校になった女子高校生は、森田療法の治療が終了し、いよいよ登校しようとする日に、治療者につぎのようなご連絡をしてきたそうです。

きょうからさっそく登校しますが、今、たまらない不安でいっぱいです。明日からにしよう、と甘い考えがわいてきますが、もう逃げ出すわけにはゆかないといった心境です。今日から学校へ行かなければなりません。「病気のとき以外は絶対に学校を休んだりはしない」と、今、先生にはっきりと誓います。苦しくとも、とにかく学校へ行かなければならない。今の私の進む道はこれしかないといった気持ちです。

岸見勇美『ノイローゼをねじふせた男：森田療法の伝道者　水谷啓二の生涯』、一九九八年、ビジネス社。

このかたが連絡の直後どうされたかはわかりません。おそらく、ひるむお気持ちをかかえながら学校へ行かれたのだろう、と想像します。

3　長いあいだ不登校だった。これから学校にもどってやっていけるのかどうか心配。

大丈夫です。

学校へもどろうという気持ちがあるかぎり、再登校を果たすことができます。

学校へもどった当初は、勉強にしても、スポーツにしても、人づきあいにしても、なにかと大変かもしれません。

けれど、「大変だな」と困りながら登校をつづけていれば、いつしか勉強もスポーツも人づきあいも自分の生活の中にあたりまえの活動と位置づけられてきて、自動的にこなせるようになってゆきます。

私たちには、ものごとに慣れる、という力がそなわっているからです。

ここで、

「勉強・スポーツ・人づきあいをしっかりこなせるようになってから学校へもどろう」と考えている人は、大きな考えちがいをしています。

学校へ通わずに勉強などに慣れるのはほとんど不可能であり、その人は起こりそうにない変化を待っていることになるのです。

慣れないせいであれこれとまどいながら、それでも自分の身体を学校へ運んでください。そちらが先決です。

学校へ通いだしたら、昨日は行けたが、今日は行けなかった、というような達成・不達成の波が出てくると思います。

やむをえない波です。

全体的に以前よりも登校日数が増えれば、まずは進歩なのです。

4 どうしても登校できない。これからどうすればよいのかわからない。

「毎日は行けなくても、週に一度は登校する」

「今学期は行けないけれど、来学期の始業式から行く」

「今の学年では登校できなくても、上の学年では登校する」

「現在の学校ではダメでも、つぎの学校ではどうにかする」

「学校ではどうしてもうまくいかないが、社会に出たら自分に適した場所があるはず」

以上のような「先々はうまくいく」という希望をもってください。

そのために、たとえ現在は学校に行けていなくとも、自宅ですべきことをしっかりおこなっていれば、それでよいのです。

今すべきこととしてさしあたって大事なのは、毎朝まともな時間に起きる、一日のうち一度は外出する、三度の食事をきちんととる、などのことです。

それができるようになったら、だれか人と会う機会もつくってください。同じ学校の同級生であるのが理想的です。

こんな助走をしていれば、やがて着実にあなたの状態は好転してゆくでしょう。

5 現在、不登校中。学校には行かなくてもいいと思う。

学校へ行っていない状況のもと、あなたは自分を発展させる活動をしているでしょうか。していないだろうと思います。

長く学校へ行かなかったら、眠ったり起きたりする時間が乱れてしまい、運動をしなくなり、勉強もしなくなり、勉強の代わりにゲームやインターネットに熱中しだすようになります。

わがままになったり無気力になったり同世代の人と会うのがこわくなったりするなど、当初はなかった心の問題も起こってきます。

こうした状態にいたってしまうと、改善するのはなかなか大変です。

学校それ自体が他のなにより大事と考える必要はなく、右のような状態を発生させないために、発生したらしたでこじらせないために、登校するようにしてください。

エジソンは学校へ行かなかった成功者として知られており、不登校を語る際によくひきあいにだされますが、彼の場合はしっかり勉強し、自分を発展させました。

その関係で、教育（特に大学教育）を重視していなかったものの、息子さんが大学で数学を学び、エジソンが創業した会社に入社して父親の仕事を助けだしたときに、心境が変化したそうです。

なぜなら、独学の経験しかなかったエジソンの最大の弱点は数学だったからである。これにはエジソンも脱帽し、これを契機に大学教育を積極的に認める発言をするようになったのであった。

浜田和幸『快人エジソン：奇才は21世紀に甦る』、二〇〇〇年、日経ビジネス人文庫。

学校は有益なところなのです。

6 毎朝、学校に行きたくない、という気持ちが起こる。

私たちは毎日、朝がくると、学校へ行って勉強を教わり、課外活動をし、友だちと親しむ、そんな充実した一日をすごしたいという気持ちと、ふとんから出たくないいし、勉強なんかしたくないし、人と会うのはおっくうだし、という投げやりな気持ちの、どちらをももちます。

このとき、多くの場合、前者のほうが自分にとってプラスになると判断して、あるいは今の自分はとにかく行かなければならないのだと観念して、しぶしぶ登校します。

それでよいのです。めったに休まないで登校している人たちも、毎朝、こういうふうなのです。登校したくないという気持ちはそのまま認め、だけど、登校しなければならないという状況を優先させて学校へ行く。こうした目的本位の行動をとることが大切です。

自分の気持ちにかかわりなくものごとをおこなってゆく態度を、学校を活用しながら養《やしな》っていってください。

7 朝、登校しようとするのに、身体が動かず登校できない。

そういう状態になっても学校へ行こうという意欲があるのは立派《りっぱ》です。苦しい中で服を着たり玄関に降りたりしているのでしょう。

残念なことに、意欲に反してひとりでは登校できないようですから、家のかたに学校の近くまで送っていただくとか、学校の先生に迎えにきていただくとか、動きやすくなるようななんらかの工夫をしてみてはどうでしょうか。

早起きをして関係者がだれも歩いていない時刻に学校へむかうというのも動きやすくなる工夫のひとつです。

どのような工夫をしてもすぐに効果につながりはしませんが、必死になってつづけていれば、やがて身体がスムーズに動くようになります。

登校することに慣れるからです。

学校に行けなくなったある中学生のお話しをすると、私は親ごさんの同意のもと、朝、その生徒さんを迎えに行って、かなり強引に学校まで連れて行きました。

本人としてはつらかったろうと思います。毎回、ご自宅の玄関で泣いていました。

しかし、生徒さんは二週間ほどで私の迎えなしに登校できるようになり、卒業までののこり一年半のうち、休んだのは風邪をひいた二回だけでした。

登校に慣れたのです。

高校への進学が決まった日に、本人からお礼の電話をいただき、感激しました。

8 保健室登校をしている。

いろいろな事情をかかえながら学校の保健室までたどりついているというのは、目的本位な姿勢です。

しばらく保健室登校のかたちで教室に入るきっかけを待っていてかまわないのではないか、と思います。

ただし、保健室登校を長くつづけると、同級生に会うことを怖《おそ》れて遅く登校し早く下校するようになります。

あるいは、休み時間、廊下を歩く生徒たちの足音や話し声を聞いただけで強い緊張・恐怖をおぼえるようにもなります。

保健室内で他の生徒たちと顔を合わせるのがこわいため、ついたてなどを用い周囲から自分を遮断《しゃだん》してしまう人もいます。

保健室のお世話になる前は同じ学校の生徒にたいしてそこまでの恐怖心はもっていなかったわけですから、以上の例は長い保健室登校の副作用と考えてよいでしょう。

いったんこういうふうになってしまうと、もとの状態にもどるのにかなり時間がかかります。

副作用が生じないよう、昼食時はだれかにきてもらい二人で食べるとか、お昼休み時間は室外に出るとか、掃除《そうじ》の時間は同級生と一緒に掃除をするとか、日に一度は教室に入って授業を受けるとかの、工夫をこらした上手な保健室登校にしてほしいものです。

保健室の先生は親身に相談に応じてくださるので、話し合い、先生のアドバイスにしたがってください。

9 学校でいじめられている。

みんな寄ってたかって、私を嘲笑し、殴ったり蹴ったりしていじめるのであった……見るもあわれなありさまで、やっと家にたどりついたことも何度かあった。目がすわり、泥だらけで、鼻血を出し、がちがちと歯を鳴らし、服はずたずただった。

ゲルハルト・プラウゼ（丸山匠・加藤慶二訳）『天才の通信簿』、一九八四年、講談社文庫。

これは、『狭き門』などで知られるフランスの小説家、アンドレ・ジッドの学校時代の体験です。いじめは、人をこのように身体的に苦しめるものばかりではなく、無視をする、悪いうわさを広める、などの精神的な苦しみをねらったものもあります。

どのようないじめであっても、いじめを受けている場合は、無理して学校に行く必要はありません。休んで結構です。

親ごさんに事情をうちあけ、援護《えんご》をもとめてください。

担任の先生に連絡し、受けてきたいじめについて相談することもすすめます。

警察も訪ねてみるべきです。

さらに、場合によっては転校も検討してみてはと思います。

なぜかというと、学校へ行かずいじめ問題の解決を待っているあいだに、あなたに勉強が遅れるといった二次的な被害が発生しがちだからです。いじめというのはいじめるほうが一方的に悪く、悪くないあなたに被害が発生する事態はくいとめなければなりません。

高校生や大学生だったら学校をやめることも選択のひとつであり、これは逃げや敗北ではなく、あなたがもっている安心して生活する権利を守る正当な行為です。

なお、学校の先生や警察のかたに相談するときには、できるだけ証拠となるものを準備しておいてください。

それがないと先生も警察もあなたを助けにくいのです。

学校・警察が介入したらいじめた側に重い罰がくだされる可能性があるのですが、人をいじめるような馬鹿者たちになにが起ころうと、あなたが心配してあげる必要はありません。

いじめは一般的には同性同士のあいだでおこなわれます。

そこから、私は、いじめる人たちは「ホモっ気《け》」「レズっ気《け》」おまけに「加虐的性癖」を有しているのではないか、と推測しだしました。

同性愛の傾向自体は問題がないものながら、その傾向を人に迷惑をかけるかたちであらわしてしまうのは異常です。

いじめが原因でやむやく学校を休みだした場合であっても、ある時期から学校（本来の学校か別の学校）へ復帰することが大事です。

それはがんばって果たしてください。

10 学校にいると気持ちが落ちつかない。

かなり多くの人たちがもっている悩みです。

学校では、授業があるとか、人が大勢いるとか、休み時間になったらクラスの人としゃべらないといけないとか、そういうさまざまな緊張があるために落ちつかないのでしょう。

学校というのはそんな場所であって、これはどうしようもありません。

対応策としてどうすればよいかを説明します。

落ちつかないという自分の気持ちにはかまわず、ドキドキしながらも学校を休まないで、学校にしがみついて毎日をすごす、これをおこなってください。

「自分は学校において気持ちを落ちつかせておかないといけない」などと、あなたの自然に反する無理な目標をかかげないように。気持ちなんかは、どうでもいいのです。

気持ちの安定化をもとめるのではなく、学校へ行きつづけることをもとめてください。

やがて、いつのまにか学校に慣れ、緊張しなくなります。

11 学校でたくさんの人にかこまれるのがこわい。

人はだれでも多数の他人にかこまれたらこわさを感じます。

このとき、

「ああ、こわいな」

と、素直にこわさを受容する人には、それ以上の不都合は生じません。

ところが、

「こんなことでこわさを感じてはならない」

みたいな感じで自分の本心をねじまげてしまう人たちの場合は、こわさがいっそうつのり、ふるまいもぎくしゃくしたものになってゆきます。

さらに、こわいからといって教室に入らないようにまでなってしまうと、こわさがずっとつづくうえ、成績や友人関係においても不都合が生じます。

教室で感じる程度のこわさは、じっと耐えていれば、やがて今よりは弱まってゆくものです。それを待ち、恐怖にふるえながら教室にいつづけてください。

こわいという気持ち自体をなくそうとするのは無理です。こわくても教室にとどまる行動を遂《すい》行《こう》すればよいのです。

もし、こわさが弱まらないものだったら、現在ふつうに生活している人たちはこれまで一度もこわさを経験していない、ということになってしまいます。

そんなはずはありません。

ところで、集団をこわがり、全校集会のときなどに一同から離れて体育館の隅に位置をとる人がいます。

こういうことをすると、こわさは倍増してしまいます。

クラスの前に出て校歌を独唱するのと、大勢と共に合唱するのと、どちらのほうがよりこわいかを想像してみてください。

集団の一部分になっていればこわさはそこそこ感じる程度でしかないのに、集団から距離をとってしまうとこわさが亢進《こうしん》する。

この法則を承知して、できるだけ、同級生たちの集団に入ってゆくようにしましょう。

12 授業中、教室に閉《と》じこめられているような感じがして苦しい。

授業中は、実際、みんな教室に閉じこめられています。

きゅうくつな感じがするのは当然です。

ただ、これからも、あなたの人生で目下《もっか》の授業程度の「閉じこめられ感」をもつ機会はたくさんあるでしょう。

だったら、なるべく場数《ばかず》をふんでおいて先々は平気になる、というのが正しい方向性だと思います。

それをめざし、授業から逃げないようにしてください。

苦しい気持ちはすぐにはおさえられません。

おさえられませんが、苦しみながら授業を受けつづけていると、いずれはなんとも思わなくなります。

13 授業がこわい。

授業中に先生からあてられるのがこわいのだろうと思います。

たしかに、あてられて答えきれなかったり、まちがった答えをいったりしたときには、なかなかに恥ずかしい思いをします。

実はたかが知れた恥ずかしさなのですが、人生をよりよく生きたいという思いが強すぎる人には強烈な恥辱《ちじょく》に感じられるようで、その結果、それほどの恥ずかしさをあじわうかもしれない授業がこわくなってしまうみたいです。

この種のこわさは避けてもはじまりませんから、むかって行くしかないでしょう。むかって行かないかぎりこわさは継続します。

生涯にわたって高い場所をこわがっていたとか高齢になってもむやみにヘビを怖《おそ》れていたとかいう人は、たくさんいます。こうした人たちはこわい対象にむかって行かなかったのです。

こわい対象を避けたらもっとこわくなり、対象に突入したらこわさは弱まる、こわさにまつわる真理としておぼえておいてください。

ビクビクこわがりながらも授業に参加しつづければ、そのうちこわくなくなります。

「がんばったけれど、いつまでたってもこわい」

そんな反論があるかもしれません。よほどこわい授業なのでしょう。

そこまでこわい授業の場合、ビクビクしながら時間をすごしているのは、クラスの他の人たちも同じです。

他の人たちと一緒に恐怖にふるえるのは貴重な体験で、大人になってからおたがいに笑い合えるエピソードになるはずです。

旧制高校のこわい授業を、北杜夫《きたもりお》氏はつぎのように書いています。

> ある教授の授業は、まことに息がつまるおっかなさをはらんでいた。彼が教場に姿を現わし、やおら閻魔帳《えんまちょう》を開くと、辺りはしんとした寂寞《せきばく》に閉ざされた。本当にクラスじゅうが呼吸をとめるのである。そして、全員がまさに窒息寸前になったころ、彼はようやく一人の生徒を指名する。すると長時間海中にもぐっていた海女《あま》が浮びあがって呼吸するにも似た吐気がいっせいに洩《も》れた。
>
> 北杜夫『どくとるマンボウ青春記』、二〇〇〇年、新潮文庫。

それが今ではなつかしい思い出になっているというわけです。

なお、不正解を答えたときなどに過度に学生・生徒を傷つけるような発言をする先生にたいしては、がまんの必要はなく、抗議すべきです。

あなた自身が抗議するのはむずかしいかもしれませんから、親しい先生や親ごさんを通して抗議されてはどうでしょうか。

14 授業中に何度もトイレに行きたくなる。

一日のうち五回から十回ぐらいトイレに行き排尿《はいにょう》するのは、ふつうなのだそうです。

これよりもかなり回数が多いような場合、十回前後ではあっても以前より回数が増えてきているような場合は、小児科、内科、泌尿器科《ひにょうきか》、などの病院を訪ねてください。

そして、診察の結果、異常がなかったら、

「授業中なのでトイレに行ってはいけない」

あるいは、

「何度もトイレに行ったら、みんなに変に思われる」

という緊張感のために、かえってトイレに行きたくなってしまっている、そう理解してください。

授業を受けている最中《さいちゅう》に、

「またトイレに行きたくなるんじゃないだろうか」

と心配し、心配があなたの全神経を下腹部に指向させ、そのせいで尿意を誇大に感じとってしまう、そんなメカニズムが作動しているのです。

学校の先生と話し合い、席を教室のいちばん後方のドア寄りにしてもらって、トイレに行きたくなったときにはいつでも自由に行ける許可をえておくと、症状は軽減します。緊張しなくなるからです。

席をそういうふうにしなくても、いっそのこと、

「最近、少し調子が悪いから、授業時間にときどき保健室やトイレに行く」

クラス全体にこう宣言しておけば、これもかなり緊張をやわらげます。

頻繁《ひんぱん》な尿意は、自宅にいる際には催《もよお》さず、授業中のクラスでだけ催す場合がほとんどですから、学校を休まないで学校という環境の中でなおしてゆくことが不可欠です。

15 授業中にお腹《なか》が鳴るのが恥ずかしい。

お腹が鳴るのは自然な生理現象です。

恥ずかしがる必要はないし、それを笑ったりする人たちがいるとしたら、その人たちこそまちがっています。

アメリカにユージン・フィールドというユーモア作家がいたそうですが、この人が子どもだったころの逸話があります。

ユージン坊やのおばあさんは教会に行くとき、いつも手さげの中にはっか糖をいくつかしのばせて行った。お説教最中にはっか糖をしゃぶっていれば決してお腹がならない、という信念をもっていたのである。これをみて、一計を案じた彼は何日もかかってはっか糖そっくりの小石をいくつか拾いあつめた。そして日曜日の朝、こっそりそれをはっか糖とすりかえておいたのである。
さて、教会でお説教が始まると、おばあさんは、はっか糖をなめようと、手さげから一つ取り出して眺めたのである。口に入れる前にはっか糖を眺める、こんなことはめったにしないおばあさんなのに、と思ったが、おばあさんもさるもの、坊やの計略は見事に失敗・・・。ところが思いがけぬおまけがついた。というのは礼拝の間じゅう、おばあさんのお腹はブルドッグがうなっているような音を立てつづけだったからである。

アレン・スミス（後藤優訳）『いたずらの天才』、一九六三年、文藝春秋。

閑話休題《かんわきゅうだい》、授業中や試験中にできればお腹が鳴らないでほしいと願う気持ちは無理からぬものです。
まずは病院へ行って検査・治療を受け、薬が処方されたら、それを飲むことでかなり改善するでしょう。

異常がなくて薬が処方されず、だけどやっぱりお腹の音が心配な場合は、森田療法とはぜんぜん関係がないのですが、以下の方法を試してみてください。

休み時間、トイレに行き、小用をたしながら（おしっこをしながら）お腹を前後に動かします。前にだして、奥にひっこめる、交互の動きをするのです。このとき、ちょっと早めに動かすように。息はお腹の動きに合わせます。

やがて、「グッ、グッ、グッ」と、お腹が鳴りだします。

小用が終わっても、音が出るかぎり、お腹を動かしつづけてください。

とうとう音が出なくなったら、これでもう当分のあいだあなたのお腹は鳴りませんから、安心して教室にもどってください。

16 学校へ行く時間になると微熱《びねつ》が出る。

小児科あるいは内科の病院に行き、診察を受けてください。

その結果、問題がなければ、微熱にかかわらず学校へむかうのがよいと思います。

微熱の症状がつづいてもできるだけ毎日遅刻しないで登校し、病院へ通院する場合は放課後に通うようにしてください。

「症状がなおったら登校しよう」などという体調本位の計画は排《はい》して、症状をかかえたままで登校するのです。

時間がどれくらいかかるかは人によってまちまちですが、いつしか症状はおさまり、気にならなくなります。

ここで、かならずしも「微熱ぐらいで学校を休んではいけない」と訓戒《くんかい》をたれているわけではないので、勘ちがいをしないでください。

「微熱をなおしたいんだったら学校へ行くように」、説いている要点はそれであり、なおすことに重きをおいています。

> 神経質者にはよく、身体の熱感を訴える人があります。検温してみると平熱です。それは単に、神経性に違和の感がある、というまでのことであります。こんなときには外に出て活動することによって調和が得られるけれども、患者は病気を恐れるために、家の中に閉じこもり、安静にしていて、ますます「不調和」になるのであります。
>
> 森田正馬『新版 自覚と悟りへの道：神経質に悩む人のために』、二〇〇七年、白揚社。

森田正馬《まさたけ》はこのように語りました。

ところで、あなたはおそらく微熱の強弱をご家族や友人や学校の先生がたにしきりに訴えているはずです。

それをすると、あなたは周囲から病人としてあつかわれてしまいます。

私たちには、「健康人」としてあつかわれれば健康的になり、「病人」としてあつかわれれば病的になってゆく、という傾向があります。この傾向が健康や病気のすべてにあてはまるわけではないものの、微熱程度の事象にはあてはまる場合が少なくありません。

健康になるには健康人としてあつかわれなければならず、そのためには、自分のちょっとした不調を人に知らせないようにすべきなのです。

がんばってください。

周囲の人たちはあなたの微熱には本当のところ関心をもっていない、という厳然たる事実にも気づいてほしいものです。

17 ホームルームのときに人前で発言しなければならないのがつらい。

あなたが恥ずかしがり屋なのは、あなた自身の責任ではありません。

そういうふうに生まれついたのだろうと思います。

ホームルーム程度の問題ですから、つらい場合、発言しなくてよいのではないでしょうか。ただし、ホームルームを避けたりはしないでください。

今回避けたのでつらさや緊張から逃《のが》れられた、日ならずして次回がきたときに再度避けたくなる、そのまたつぎも…、というふうに際限がなくなってしまうからです。

まったくしゃべらなくていいし、あるいはうまくしゃべれなくてもいいので、苦手な気持ちをかかえながら、とにかくホームルームに参加しつづけるべきです。そんな不退転《ふたいてん》の態勢《たいせい》がもとめられます。

発言を苦手でなくす努力をしてほしいのではなく、苦手なものを敬遠しない努力をしてほしいわけです。

毎回参加していれば、多くの人たちが恥ずかしがりながら発言しているのがわかり、あなただけが恥ずかしがっているのではないという真相に気づくかもしれません。あるいは、話が上手《じょうず》な人の話しぶりを今後の参考にすることができるかもしれません。

以上のように、参加して、ついでになにかを会得《えとく》してください。

18 ゼミで発表しなければならず不安。

不安をなくそうとか、不安を軽いものにしようとか、そういうふうに自分の気持ちのコントロールをめざしても骨折り損です。

気持ちはほとんどコントロールできないからです。

自分の行動のほうはコントロールできます。

あなたの場合は、発表の準備をする、という行動をコントロールすればよいのです。

不安をかかえながら、できるだけ念入りに発表の準備をして、発表当日をむかえてください。

発表自体は、緊張しながらでもおこないさえすれば、それで充分です。

発表というのは、緊張しないでおこなうことが大事なのではなく、調べて考察した内容を他者に伝えることが大事なのです。

緊張しながら伝えて、なんら問題はありません。

私が勤務する大学では四年生全員参加の「卒業論文中間報告会」を実施しています。みんな緊張のあまり顔をひきつらせ声をふるわせながらも、準備した内容を報告し、もち時間をつかいきります。

「ロンドン地質学会」においてチャールズ・ダーウィンがどうだったかを見てみましょう。

航海後の数年間にダーウィンはこの学会の会合で科学論文をたくさん発表し（ただし人前に出るといつも吐き気を感じるほどあがってしまったが）、書記としても活躍した。

レベッカ・ステフォフ（西田美緒子訳）『ダーウィン：世界を揺るがした進化の革命』、二〇〇七年、大月書店。

偉大な学者でもこんな調子だったわけです。

19 先生の前で緊張する。

先生の前で緊張してしまうのはごく正常な反応です。

先生は、あなたよりも学校における地位が高く、年上で、学識があり、あなたに成績をつけたりあなたを退学処分にしたりするすごみがある実権をにぎっているのです。緊張するのは当然でしょう。

「他の学生や生徒は緊張していないのに、自分だけが緊張している」

などと勘《かん》ちがいしないこと。

だれだって緊張しているのです。

他の人たちが緊張していないように見えるのは、「緊張するのがあたりまえ」と考えて、緊張を素直に受け入れているからです。

受け入れると自然にふるまうことができます。

あなたもそういうふうにしてください。

20 先生と相性《あいしょう》が悪い。

それはお気の毒な状況ですが、相性の悪さはどうしようもありません。

日常、ある程度まで、先生との接触を避けていてよいのではないかと思います。

接する用事があるときには、

「どうも先生を好きではないな」

と煙《けむ》たがりながら、先生にたいして失礼な言動はしないよう自戒する、こんな身の処《しょ》しかたでよいでしょう。

そうやって、学年の終了などでその先生との別れがくるまで、がまんをつづけてください。

あなたであれ、だれであれ、自分の願望通りに人生をすごすことはできないので、これからも相性が悪い人たちと一緒になる機会は多いはずです。今の状況はそのための格好《かっこう》な訓練になります。

ただし、たんに相性の問題ではなく、いやがらせ・セクハラなどをする先生にたいしてはがまんの必要はありません。

いろいろな人に相談して、その先生に断固とした抗議をするべきです。

21 先生から、スカートが短すぎる、髪を染めるな、といわれる。

そうおっしゃるのが学校の先生の仕事です。

いわなければならない立場にいるからいっているのであって、先生たちも好きこのんでガミガミ説教しているわけではないでしょう。

あなたは相手の立場に理解をもってあげるべきです。それが人として大事です。

どうしてもスカートや髪におしゃれな細工《さいく》をしたい場合は、日曜日などにすればよいのです。

そして、学校へ行く月曜日がきたら、先生に注意されないようもとにもどしてください。

22 どうして校則を守らなければならないのかわからない。

学校という場において集団ですごす以上、校則は守らなければなりません。

あなたは未熟だからそれをわかっていないのです。

わけがわからなくても、納得がいかなくても、決められていることは守るように心がけてください。

校則というものはさまざまな理由があってつくられているのでしょうが、そのうちの主な理由のひとつとして、未熟な人たちに自分の理解を超える考えかたを習得させ、成熟させるために、つくられていると思います。

つまり、校則はあなたのような人のためにあるわけで、あなたこそ守るべきなのです。否《いや》でも応《おう》でも校則にしたがいなさい。

ただ、中には、あまりに生徒の現実を無視した校則、常識的に納得できない校則が、あるかもしれません。

そんな校則の場合は、お友だちや親ごさんに相談し、自分で、あるいは周囲の人の力も借りながら、修正するよう学校に要求すればよいのです。

23 進路がさだまっていない。

今の年齢で進路がさだまっていなくてもかまいません。たとえ大学生の年齢であってもかまいません。

どこへでも、とりあえず行けるところに行って、そこで勉強なり仕事なりに力をつくしながら将来にそなえてください。

行った先で努力をしていれば、なんらかの道がひらかれる可能性があります。道は行った先の内部でひらかれるかもしれないし、外側でひらかれるかもしれません。

努力するとかならず道がひらかれてゆくというわけではないものの、努力をしなかったら道はひらかれにくくなります。

努力するしかないのです。

24 有名な高校や大学に進みたい。

私たちには「自分を発展させたい」という欲望があります。

有名高校や有名大学に行きたいという夢はその欲望のあらわれのひとつと考えられ、きわめて健全なものです。

夢がかなうよう励《はげ》んでください。

もっとも、自分の実力をかなり超えた学校に入ってしまったため、入学してから勉強面で苦労している人が少なくありません。

場合によっては不本意な中退にもいたります。

それがあるので、入学後、同級生たちと互角に勝負できるのか、成績が一貫して下位であっても耐えることができるのか、自分でよく考え、親ごさんや担任の先生ともしっかり話し合ったうえで、進学先を決定してほしいと思います。

25 第一志望だった高校や大学、偏差値が高い高校や大学に、行きたかった。

今の学校をやめて受験しなおす、あるいは不満な気持ちをもちながらも学校にとどまる、以上のどちらを選んでも結構です。

現在、受験のやりなおしをしたために一年や二年のおくれが出ても、ほとんどマイナスの評価を受けないような社会になっています。

やりなおしたい場合は、安心して自分の希望を追求していってください。

所属している学校で何年かすごしているうちに学校にたいする愛着や誇りが生まれてくる展開だってありますから、かならず他校を受験しなおさなければならない、というわけではありません。現状維持もひとつの選択なのです。

学校にふみとどまって精進《しょうじん》し、つぎの学校（大学や大学院）はもっとレベルが高いところにする、就職先はもっと自分の理想に近いところにする、というかたちの上昇を図《はか》るのもよい方法です。

26 留年が決定した。

高校生の留年の場合、その学校のひとつ年下の人たちと一緒になってやっていけた人は、私が知るかぎりでは少数でした。

ぜんぜんちがう学校に行く、あるいは文部科学省の「高認（高等学校卒業程度認定試験）」を利用する、などの対策をとるのが穏当《おんとう》ではないかと思っています。

もちろん、学校にのこることができるようだったら、それで結構です。

大学生の留年は、本人にたいした打撃をあたえないみたいです。

卒業を望む人は、昼夜逆転の生活をあらため、アルバイトの時間を減らし、講義をちゃんと受け、たまには自宅で勉強もして、二度目の留年にはいたらないように心がけてください。

高校生であっても大学生であっても、留年それ自体を過度に深刻に受けとめる必要はありません。

今後発展するためのきっかけにすればよいですし、実際、そういうふうに留年の経験を活《い》かしていってほしいものです。

第二章　勉強

1 勉強の意欲がわかない。

どれほど成績がよい人たちであっても、つねに高い意欲で勉強に取りかかっているわけではありません。

「イヤだ、イヤだ」という気持ちをもてあましながら勉強をはじめる状態がほとんどなのです。だれもがあなたと同じと考えるように。自分だけがこの困難を有していると考えるのは誤《あやま》りです。

さて、勉強をしなければならないときに意欲がわくのを待っていても、意欲はわいてきません。意欲のあるなしなど、どうでもいいことです。

意欲がなくても机につき、「飽《あ》きたらすぐにやめよう」程度の軽い気持ちで、教科書や参考書をながめたり書き取りをしたりしてください。

こうして勉強をスタートしたら、それにひきずられ、だんだん意欲がわいてきます。

感情は行動にともなって動きだすからです。

2 勉強に自信がない。

自信がなくてもかまいません。自信がないまま勉強してください。

自信のなりたちについて説明すると、「まず自信をえて、その自信のもとでことにあたろう」と考えるのはまちがいであり、最初になにかを少しでもやったあと、それにたいして小さな自信がついてくる、そんなふうなものです。

自信はあとから出てくるわけです。

勉強の自信も同じです。

自信がないままとりあえず勉強に手をつけ、ひとつでもふたつでも英単語をおぼえたり数式を理解したりする、こうしたやりかたが勉強の自信をつけるために有効です。

3 勉強がわからない。

勉強はだれにでもわかるものではありません。

授業をちゃんと受けていてもわからないところがあるのは、人によって、科目によって、しかたがないことです。

自分はあまりわからないという事実を認め、でも、努力はつづけましょう。努力をつづけないとよけいわからなくなってしまいます。

学校で教わる中身のすべてを理解する必要はなく、

「半分だけでも理解できればそれでいい」

これくらいの心がまえで勉強してください。

4 大学で学んでいることがおもしろくない。

大学では学問を学びます。

学問は重要ですが、おもしろくはありません。退屈で味もそっけもないものです。

しかし、年月をかけて基礎を修了すれば、ちょっとはおもしろさが出てきます。

あなたの場合、まだ学問の入口にいるため、おもしろくないのでしょう。

気が乗らないままその学問をつづけてみたら、大学を卒業するころには案外おもしろさを感じるようになっている可能性はあります。

いっぽう、人と学問にも相性《あいしょう》があって、今学んでいる学問がどうしてもあなたに合わないようなこともありえます。

そんなときは、学部・学科を変えるか、大学自体を変えるかして、ちがう学問を学べばよいと思います。

では、大学に入学した人すべてが学問をしっかり習得しなければならないかというと、別にそんな決まりはなく、大学自体もそれを期待してはいません。

よくよくその学問に興味がないようだったら、単位を落とさない程度に勉強しておこうみたいな感じで、四年間、お茶をにごしてかまわないのです。

ノーベル賞を受賞した物理学者のリチャード・ファインマン博士の学生時代は、以下の通りでした。

僕はどうも科学に片よった人間で、特に若いときは全力をサイエンスに集中したものだ。その年ごろにはいわゆる人文というものを勉強する暇も心のゆとりもなかった。もちろん大学では人文系の必修課目というものもあったが、僕はありとあらゆる策を弄して、ついに何とかお茶をにごしてしまった。

R・P・ファインマン（大貫昌子訳）『困ります、ファインマンさん』、二〇〇一年、岩波現代文庫。

どんな策を弄《ろう》したのかは不明ですが、これはこれで結構と考えます。

5 試験が心配。

近づいてくる試験の結果をより悪いほうに予測し、それが大事な試験であればあるほど予測が深刻なものになって、いても立ってもいられなくなっているのでしょう。

試験を前にした人らしい心境で共感をおぼえますが、試験の結果を一時間心配するぐらいならば、その一時間を試験勉強にあてるほうが、どう考えてみてもお得です。

心配しつつでかまいませんから試験勉強をしてください。心配な気持ち自体をなだめる必要はありません。なだめようと試みても、どうにもならないのです。

試験の結果について述べておくと、どんな試験でも出来《でき》は偶然に大きく左右されます。あいにく悪い結果にいたってもそれはしかたがないことです。つぎに期待すればよいのです。

私の場合、大学に入るのに三浪しました。三年間、不合格になるつど、ぬけぬけと翌年に期待したわけです。

6 勉強中に考えごとをしてしまって能率があがらない。

勉強をしている際に、勉強に没頭《ぼっとう》できず、つい他のあれこれを考えてしまう、雑念が頭に浮かんできてしまう、というのは、どんなに集中力がある人だって毎日経験しています。

けっしておかしな状態ではなく、私たちの脳にそなわっている一時《いちどき》に複数の事柄《ことがら》を考えたり感じたりする機能、つぎからつぎになにかを考えたり感じたりする機能が、働いているだけのことなのです。

勉強しているからといって、頭がすっきり勉強だけに集中するものではありません。浮かんでくる考えを振りはらおうとしてもムダです。

また、振りはらおうとがんばってしまうと、注意がそちらのほうに強くむかい、かえって当《とう》の考えが頭にこびりついてしまいます。

雑念を振りはらう努力を放棄《ほうき》し、なんだかんだ雑念をもちながら、雑念がなくなってほしいと願いながら、勉強をつづけてください。

それでも成果はあがります。

ほどなく、毎度の雑念に影響されないようにもなってゆきます。

7 勉強中、時計の音が気になり、能率があがらない。外の音が気になって勉強できない。

あまりに大きい音だと、たしかに困るでしょう。

市販されている耳栓《みみせん》をつかって勉強するのが無難《ぶなん》かもしれません。

ですが、ふつうの時計の音やふつうの生活音だったら、そこまでしなくても、聞こえてくる音に困りながら勉強をつづけていれば、いつのまにかたいして気にならなくなり、勉強がはかどりだします。

反対に、

「聞かないようにしよう、音を払いのけて勉強に集中しよう」

と無理をすると、よけい注意が音のほうに固着してしまい、勉強にさしさわりが出ます。あきらめが肝心《かんじん》なのです。

第三章　友だち

1 友だちといるときに緊張する。

友人同士の関係は、どんなに親しくても、むしろ親しければ親しいほど、つぎの日にはどのようなもめごとが起こるかもしれない、あやういものです。

それに気づく鋭敏な感受性をもっている人は、なるほど友人と接している際に緊張をおぼえてしまうでしょう。

このとき、緊張しながらでもいろいろな友だちと接しつづけてゆけば、緊張しやすさがいくらか弱まります。

人に慣れ、ちょっと鈍感になるからです。

逆に、緊張するからという理由で人を避けていると、人間関係にたいする敏感さが研《と》ぎすまされて、いつまでも緊張しやすい傾向がつづきます。

このメカニズムを理解してください。

ただし、鈍感にならないといけない、緊張するのはまちがっている、というものではありません。「すべからく鈍感になるほうを選ぶべし」と説諭《せつゆ》しているわけではないのです。

どちらを選択するのもあなたしだいです。

友だちのうちでも親しい面々に緊張してしまうのは、あなたに「この友人関係を維持してゆきたい」という切実なお気持ちがあるからだと推察します。

これがない人には親友相手に緊張するのしないのという苦痛は生じないはずです。

あなたは友だちを本当に大事に思っているわけで、その思いは尊いものです。

2 人づきあいをすると疲れる。

人に好かれたいという気持ちはだれもがもっている自然なものですが、これが強すぎると、人と接している際の自分の言動がとても気になります。

あのとき自分はどんなしゃべりかたをしたか、少し不適切なことばづかいをして先方を怒らせてしまったのではないか、まずい話題をもちだしたのではないか、ふとした姿勢やしぐさで不快感をあたえてしまったのではないか、相手のあの表情はかなり胸くそが悪そうだった、など、つぎからつぎに後悔します。

こうして疲れてしまうのです。

「他人の気持ちは支配できない」

この事実に気づき、事実にしたがうことが、疲れをなくすコツです。

それにより、他人が自分にたいして抱《いだ》く好き嫌いもまた支配できないという事実に気づいて、自分がやきもきしていたのが独《ひと》り相撲《ずもう》に感じられだし、人づきあいが安易《あんい》になってゆきます。

さらに一歩進んで「人から嫌われてもかまわない」ぐらいの覚悟をもてたら、ますます人との接触が気楽になります。

3 友だちとのことで自己嫌悪《じこけんお》におちいっている。

自分が悪かったと反省するのは誠実な態度です。

とはいっても、むやみやたらに自分を責めると、きつくなってしまいます。

場合によっては「抑《よく》うつ状態」にもいたります。抑うつというのは、気分が沈んでしまう状態のことです。

きつくなったり抑うつ的になったりしないために、そのときの友だちのよくなかった点を思いだしてみてください（かならず思いだせます）。

悪いのは自分ばかりではない、相手のほうにもこういう落ち度があった、と考えるようにするのです。

その結果、自分を許す気持ちがめばえ、いくぶん晴れやかになります。

この件に関して、本来の森田療法だったらもっとちがう助言をするでしょうが、あまり一本調子になってはいけないので、異なる視点からの助言にしました。

4 友だちのことを好きになれない。

私たちの心の中を注意深くながめてみると、どんなに親しいあいだがらの友人であっても、その人のすべてを大好きなわけではありません。

好きではないところが多かれ少なかれあるものです。

友人の全部を好きになりたいというのは美しい心情ですが、右の事実を尊重し、あまり無理して好きになろうとしないほうがよいと思います。

そもそも、好きになるとか嫌いになるとかいう心の動きは、自分自身の心の動きとはいえ、自在にコントロールできるものではありません。

人のすべてを好きになろうと無理をしても徒労に終わるのです。

行動のほうは自分でコントロールできますから、内心、相手のこういうところが好きではないと舌打ちしながら、表面的にはできるだけ失礼にならないような接しかたをする、これをおこなうべきと思います。

5 学校で一緒にトイレに行く友だちがいない。

いなくて結構です。

トイレにはひとりで行ってください。

あなたのまわりにはだれかと連れだってでないとトイレに行けないような人が大勢いるのでしょう。

その人たちは子どもっぽい人たちです。

学校の先生がたや会社に勤務する大人たちが連れだってトイレに行っている光景を想像してみてください。

幼稚《ようち》で、とても変に感じるはずです。失笑ものです。

今ひとりでトイレに行くことができているあなたが、わざわざ子どもっぽいふるまいをしようとするのは、事情はどうあれ馬鹿げています。

私は、一時期、アメリカに留学していました。

クラスメートのほとんどは女性でした。

ある日、クラスメートたちと雑談をしていた際に「日本の学校では女子生徒たちが仲間同士くっついてトイレに行く」という話題をもちだしたところ、アメリカ女性はみんな仰天《ぎょうてん》し、そして日本女性を軽蔑《けいべつ》しました。

以来、日本人として恥ずかしく、私はその話をするのをやめました。

「日本の女子中学生や女子高校生たちは友人と一緒でないとトイレに行けない」というトホホな実態は、わが国の国家機密にしてはどうかと考えています。

6 昼食を一緒に食べる友だちがいない。

学校でひとりで昼食を食べるのは、あじけないでしょう。

クラスのみんなから「あの人は孤立している」と思われているのではないかと懸念《けねん》し、たまらない気持ちになっているかもしれません。

かといって、どこかのグループにそれとなく入りこんでみても、浮いてしまい、あまりうまくいかないようです。

これまで通りひとりで食べるのがよいのではないでしょうか。

学校に小説をもってゆき、それを読みながら昼食をとっている女子高校生を知っています。卒業されるころにはかなりの読書量になるはずです。


「学校では仲間をつくらないといけない、友だちがいないといけない」

というのは、多数の人たちがもっているまちがった思いこみです。

仲間はいてもいいし、いなくてもいいのです。

仲間がいる人もいない人も、すみやかにこの思いこみを修正してください。

若い人たちが学校を仲間関係と直結させずに自由な学びの場としてつかってほしい、と願っています。

7 親しい友だちがいない。

学校に親しい人がいないのはさびしい状況と思います。
休み時間などにひとりで行動していて、それをみじめに感じているかもしれません。
だけど、いつもひとりで行動する人というのは、大人っぽく、周囲から尊敬されます。
むかし読んだ本にこんな一節がありました。

> イギリス兵が立派に思われたことのもう一つの原因は、かれらがなぜか孤独に淋しげに見えたことであった。どういうところがと問われると困るが、この印象は私だけでなく、多くの兵隊たちも強く感じたものである。一人でぽつんと広場に立ったりしている場合、それは言いようのない淋しい影を持っていた。笑顔を見せたことがないからかもしれない。しかし孤独は人を崇高に見せるものでもあった。
>
> 会田雄次『アーロン収容所：西欧ヒューマニズムの限界』、一九六二年、中公新書。

友だちがいないのはどうしようもないことであり、将来はできるかもしれないわけだし、孤独でもクラスの人たちに失礼がないようにふるまいながら学校生活をおくっていれば、それでよいのではないでしょうか。

そうするしかないと思います。

8 友だちがいないので学校をやめたい。

長いあいだ悩んだのでしょう。

高校生や大学生に多い悩みです。

やめるのは悩みを解決する方法のひとつですから、かまわないと考えます。

ただし、いきなりやめるのではなく、やめる前に担任の先生に相談して今のあなたの立場と苦しさを伝えるようにしてください。

支援がえられるかもしれません。

また、学校をやめるにあたって、ご家族ともよく話し合い、やめたあとの計画をきちんと立てておくことが大切です。

9 友だちを傷つけてしまった。

私たちはだれも完璧ではないので、相手がどんなに親しい友人であっても、なりゆきしだいで心をひどく傷つけてしまう場合があります。

それを避けるのは困難です。自分のふるまいのすべてを完全に統制できるものではありませんから。

今となっては傷つけてしまった事実は取り消せません。

謝《あやま》ってどうにかなるのだったら勇気をもって謝り、謝ってもどうにもならないような状況だったら思いきってその友人との関係を断念してはどうでしょうか。

そして、別の人との新しい人間関係を待てばよいのです。

新しい人間関係において、前回と同じ失敗をおかさないように、なるべく気をつけたいものです。

10 今までとても親しかった人とうまくいかなくなっている。

人生は、ある人と親しくなり、やがてその人と疎遠《そえん》になる、という事態の繰りかえしです。

二人のうちどちらが悪いとかどちらの性格に欠陥があるとかいう問題ではありません。

人と人は、どうしてもそうなってしまうのです。

現在、あなたもそれを経験しているのでしょう。

やむをえないと思います。

人間関係とはそういうものなのだと、現状を甘受《かんじゅ》してください。

11 友だちにいいたいことをいえない。

いえなくて結構です。

いいたいことをそのつどいっていたら、友だちと気まずい関係になってしまうだけだからです。

今のままのあなたでよいのではないでしょうか。

ただ、あまりにもいいたい本心がいえないような人の場合は、もしかしたら、本心をいうと相手に嫌われて友だち関係がこわれてしまう、という心配が強すぎるのかもしれません。

嫌われてもかまわないと腹をくくることが必要です。

私の学校時代、ズケズケいう性格のため周囲から嫌われていた同級生が少なからずいましたが、かといって当人たちにイヤがらせや仲間はずしなどの事態は発生していなかったようでした。

嫌われても大丈夫なのです（だいたい、嫌いだからという理由でその嫌いな相手になにかをする手合いのほうが、愚《おろ》かなわけです）。

嫌われても大丈夫という覚悟をもつことができたら、どのような友だちにでも、場面に応じてしっかり意見をいえるようになります。

12 人から理解してもらえない。

運悪くあなたを理解する意欲や洞察力にとぼしい人たちに囲まれているために起こっている悩みなのかもしれません。

けれども、より一般的には、あなたが自分自身を高く評価しすぎているために起こる悩みです。

人はあなたの心の内側をのぞき見る力をもっていませんから、あなたのおこないを通してしかあなたを理解できません。

他人にとって、あなたのおこないがあなたなのです。

周囲の人々から理解されていないと感じるのは、あなたが思いこんでいるあなたとあなたのおこないとのあいだにズレがあるせいであって、人を恨《うら》んでもはじまりません。

これまでの自分のおこないがどうであったか、振りかえって反省してください。

13 他人と接したくない。

人は無理にでもたくさんの他人と接しつづけなければならないというものではなく、自分の希望に応じて他者との接触をひかえた生きかたをするのは自由です。

しかしながら、あなたがこの先どんな人生をおくるにしても、他人との交わりをいっさいなくすことはできません。

交わるときのために、人と接する技術のようなものはちゃんと身につけておくべきでしょう。

そうした技術は若い時期が身につきやすいので、今のところは、たとえ気が進まなくても人と接するように努めておいてください。

接していれば自然に技術が身につきます。

もっと年齢《とし》をとってからは、自分の好みしだい本音《ほんね》しだいで周囲との交わりを減らしていってかまわないと思います。

第四章　感情

1 やる気が出ない。

やる気が出ない状態はどうしようもないものです。

やらなければならないことがさしあたりあるのだったら、やる気がなくても、やってください。

やる気があるからする、やる気がないからしない、などという気分本位な態度は、あなたの人生を豊かにしません。

よく「やる気をだしてなにかに取りくむ」みたいなことばづかいがなされるものの、これはたんにそういう表現があるというだけのことであって、人の行動の真実を述べているわけではないのです。

胸の奥のどこかに「やる気コーナー」があり、そこにやる気の塊《かたまり》が鎮座《ちんざ》しているとでもいうのでしょうか。

そんな空疎《くうそ》な表現にまどわされず、やる気などないままに眼前の用事を片づけてゆくべきです。

やる気は、出てくるのを待っていても出てきません。用事に着手したら、やる気がほのめいてきます。

2 くよくよしがち。

> 精神医学の事典類にあたってみましたが、くよくよを取り上げているものは、どこにも見当たりません。どうやら医学的にはくよくよは病気とまでは認められていないようです。精神科を受診して「三日前から、くよくよが止まらないんです」と訴えても、くよくよに効く薬を処方してもらえそうにはありません。
>
> パオロ・マッツァリーノ『反社会学の不埒な研究報告』、二〇〇五年、二見書房。

くよくよしてしまうのは病気ではなく、すべての人がふつうに経験する感情の動きです。あなただけがくよくよしてしまいがちなのではなくて、だれでも、生活のひとこまひとこまで、くよくよしているのです。

周囲の人たちがくよくよしていないように見えるのは、その人たちが内心くよくよしながらも果たさなければならない用事をきちんと果たしているため、と想像します。

くよくよの感情自体を変えようと努力しても、これはうまくいきません。すでに何度か説明した通り、感情は私たちの意のままにならないものだからです。

感情なんかはどうでもいいのです。

感情をどうこうしようとするのはやめて、くよくよしながら、そのとき、その場面で、しなければならないことをする、それを断行してください。

目的本位の行動パターンです。

とりあえず自分の部屋を掃除《そうじ》してみるのはどうでしょうか。

惰性《だせい》で掃除するのではなく、あちこちに目をくばりながら、よりきれいになるように掃除するのです。

そうすると、くよくよしながらも、全然くよくよしていない場合と同じように、ものごとをなしとげることができる事実に気づきます。

気づいたら、今後くよくよ感がきざすたび、自分自身を取りくむべきことに取りくむよう仕向けていってください。

こんな目的本位の行動をつづけていれば、実績がのこるし、くよくよ状態を否定的にとらえる傾向からも解放されるでしょう。

3 イヤなことがあって不愉快。

不愉快な気分を愉快な気分に変えようとしても、それは無理です。気分を操《あやつ》ることはできないからです。

不愉快な気分はそのままにして、今、目の前にある課題、たとえば宿題とか洗濯とか携帯の料金の支払いとかカラオケの新曲の練習とかメールの返事とかを、つぎつぎにさばいていってください。

これですぐに不愉快な気分が消滅するわけではありませんが、気分というものは流転してゆくものですから、何時間か忙しくすごすうちに、あるいは何日間か忙しくすごしているうちに、不愉快さはどこかへ行ってしまいます。

今朝起きたとき、あなたはやる気がない気分だったでしょう。けれど、顔を洗って朝ごはんを食べ終えたころには、やる気のなさは機嫌のよさに取って代わられていたと思います。なぜなら、朝食中にテレビのニュースで好きなサッカーチームが勝ったことを知り、大よろこびしたからです。

その上機嫌も、登校しているあいだに信号待ちでイライラしたり提出物を忘れていないか心配したりして、弱まったはずです。

学校では、最初の授業で先生が出欠をとる際にうっかりあなたの名前をとばしてしまったので腹を立てたものの、腹立ち感は、当該授業や二時限目の授業を受け、昼食をとり、クラブ活動をしていたら、なくなりました。

このように、気分は流れ、消えてゆきます。つぎの気分、そのまたつぎの気分が、どんどんあらわれてくるのです。

気分なんかにはかまわず、すべきことを着実にしていってください。

4 むかしのイヤなできごとを忘れることができない。

あなたに記憶の働きがあるかぎり、忘れることはできません。

おぼえているのは当然です。

しかし、イヤなできごとにまつわる不快な感情は、現在はかなり薄《うす》らいできているはずです。

そうなっていればそれでよいわけです。

できごとを無理に忘れようとする必要はないでしょう。

第一、忘れるという現象は自分の意志でまねき得るものではありません。どうしようもないのです。

イヤなできごとを思いだすままに、毎日の生活を大事にし、果たすべきことをせっせと果たしてゆくようにしてください。なにを果たすべきかは人によって異なります。

そうするうちに、不快な感情はおとろえ、できごとを乗り越えます。

もし私たちにイヤなできごとを乗り越える力がないのだったら、今、元気にしている人たちは、だれひとりイヤな人生経験をもっていないということになります。

けっして、そんなはずはありません。

5 喧嘩《けんか》に負けてくやしい。

一般に、喧嘩は短気な人のほうが勝ちます。

身体的にも精神的にも早く戦闘態勢に入って有利になるからです。

あなたの場合、喧嘩に負けたのは少なくとも相手の人よりは短気でなかったことの証明となります。そんな自分に誇りをもってください。

誇りをもったからといって、くやしい気持ちがすぐにおさまるわけではありません。

くやしさにもだえながらも、すべき作業を手ぬきせずにおこなってゆくことが、現状の鎮静化に効果的です。

あなたの前に、たとえば、ゴミを分別する、夕食の準備をする、ひきだしの整理をする、ネコにエサをやる、植木に水をかける、野球とかテニスの素振りをするなどの、周囲があなたに期待し要求している役割やあなたがあなた自身のためになさなければならない用事が、あれこれあるはずです。

それを遂行《すいこう》してください。

遂行の途中、自分の気持ちを確認してみたら、くやしさが弱まっていると思います。

感情というものは、もてあましつつも他のことをしながら放《ほう》っておくと、時間の経過にともなって小さくなり、消えていってしまうものなのです。

用事が全部終わったらゆっくりしてかまいません。

6 口論に負けてくやしい。

口論では、より無遠慮《ぶえんりょ》な発言をした人のほうが勝ちます。

そして、相手の気持ちを考えたり立場を尊重したりしながら口論する人は、負けてしまいます。

口論の勝ち負けは頭のよしあしとはたいして関係がないのです。

人情として口論には勝ちたいものですが、無遠慮であってはいけません。

負けてよかったのではないか、自分のほうが一線を越えない思慮分別《しりょふんべつ》をもっていたのではないか、そういう角度から検討してみてはどうでしょうか。

くやしい気持ち自体は如何《いかん》ともしがたいものです。くやしさをなくそうとあがいたりせず、くやしがりながらも毎日の生活をふだん通りに進めていってください。

気分本位ではない生活をするわけです。

いつしか、くやしさはやわらぎます。

7 人から見られると緊張する。

他人との関係を大切に思っている人は、他人から見られる事態をひどく意識してしまい、結果的に、見られることを負担に感じます。

あなたもそのひとりで、そんなあなたには、見られたら緊張し、緊張をさとられまいと苦闘して、もっと緊張する、疲れる、このような悪循環が起こっているのでしょう。

見られて緊張しているときに、緊張をかくさないようにふるまえば、悪循環は起こりません。そう理解してください。

つまり、素直に緊張していればいいのです。

見られる状況そのものについては、他人があなたを見る行動をあなたが阻止《そし》するわけにはいきませんから、

「見るなとはいえないな」

と、受容するしかないと考えます。

8 人が自分の視線をどう思っているのか気になる。人が自分の目つきのことをうわさしている。

教室内にあなたの視線や目つきを悪く思ったりうわさしたりしている人はいません。たとえあなたのほうを見ながら何人かがひそひそ話しをしていたとしても、おそらくそれはたんなる偶然で、その人たちはあなたについてではなく内輪《うちわ》のことを話し合っていたのでしょう。あなたは勘《かん》ちがいをしている可能性が高いのです。

たぶん、勘ちがいだと指摘されても、納得がいかないだろうと思います。納得がいかないままでよいですから、とかく気にしながらも、人との交流を避けずに学校生活をおくっていってください。

視線問題より学校生活のほうが大事です。

どうしても気になる向きは、心療内科・精神科を訪ね相談してください。

9 自分の視線が心配で人を見ることができない。

私がお会いした男子学生は、「自分の視線が女子学生の胸元に行ってしまうのではないか、その結果、変態と思われてしまうのではないか」と怖《おそ》れ、目のやり場に四苦八苦していました。

こんな調子で自分の視線が気になって相手を見ることができないほどになってしまった場合、つらいでしょうが、それはむしろ関係者に好意的に受けとめられていると想像します。

人をじっと見つめるのは適切なマナーではなく、あなたが伏し目がちなのは日本の礼儀にかなっているからです。

だいたい、人の顔をじっと見つづけなければならない状況など、めったにあるものではありません。

そう心得てほしいです。

見ることができないまま、「どうしても見なければならない状況になったときには、相手に目を向けよう」と覚悟しておき、見るべき事態が実際に到来したら見る行動に敢然《かんぜん》と挑《いど》んでください。

こうして、見るという行動を適時なしとげれば、やがて困難なく見ることができるようになってゆきます。

ずっと目をとじているとか、遠くを眺《なが》めつづけながらしゃべるとか、休み時間には窓の外ばかり見ているとか、人に違和感をおぼえさせるかもしれない種々の工夫はしないほうが賢明と思います。

もしあなたが「自分の視線が原因で友人とうまくいかない」と考えている場合、それは友人関係がうまくいかない理由を視線のせいにしているにすぎません。

実はあなたの頑固《がんこ》さ・わがままさ・プライドの高さ・グチっぽさなどがお友だちに敬遠されているのでしょう。

友だちと親しくなりたいのだったら、反省すべき点をしっかり反省したいものです。

10 人前で食事をできない。

「食べるのが遅くて、みんなに迷惑をかけてしまうのではないか」
「食事中、緊張し、食べることができなくなってしまうのではないか」
「食事中、食べる音をだしてしまうのではないか」

「人前で吐《は》いてしまったらどうしよう」

などの不安をもっているのだろうと思います。

ある生徒さんは、不安すぎて、修学旅行に行けませんでした。

ある大学生は、ゼミの飲み会になったら雲隠れをします。

このような食事がらみの不安は、なくす努力をしてもムダです。人前で食べるという行為をやってのけないかぎり、不安はつづきます。

不安を感じながらも、食べなければならないときには他人と一緒に食べる、これが肝要《かんよう》なのです。

食べるスピードが遅くてもいいし、食事中に少しぐらい音をだしてもいいし、食事をのこしてもかまいません。

吐きそうになったら席を立てばよいではないですか。

こうして一回一回実績をつみかさねると、自信がつき、慣れも手伝って、不安は弱まってゆきます。

11 人前で字を書くときに手がふるえる。

あなたの場合、「字をヘタに書いて笑われたりするのは心外《しんがい》だ」というお気持ちが強いのかもしれません。

その気持ちがあるせいで、「きちんと書けるように、手がふるえないように」と自分を追いこみ、力《りき》んで、かえって手がふるえてしまうのです。

対策は、ふるえるものはしかたがないと観念し、字の不格好《ぶかっこう》さや書くスピードの遅さに参《まい》りながら、それでも人目につくところで字を書くことです。

このとき、あなた本来の書体の字を書くのではなく、やや四角ばった字を書くようにしたら、書きやすく読みやすいみたいです。

でも、前回にくらべて字をすらすら書いた、他人が読めるような字を書けてうれしい、などという瑣末《さまつ》なことより、学校の授業や活動に参加したという学生・生徒の本分を成就《じょうじゅ》したことのほうに満足してほしいです。

なんにせよ学校へは行きつづけ、授業を受け、人前で字を書く場面から逃げないようにしてください。

ハッと気づいたら、悩みはなくなっています。

どうしてもなおらないかたには心療内科や精神科の病院受診をおすすめします。

12 不潔なものが気になる。きたないものを触《さわ》ったあと、手を洗いつづけてしまう。

道で不潔なものを目にしただけで、そのとき身につけていたものを全部洗ったり捨てたりしてしまう人がいます。

心療内科・精神科に行って相談してください。薬が効《き》くと思います。

自分でできる工夫は、不潔さを回避しない生活をおくることです。

不潔なものを触《さわ》ったりしなければならない際に、二の足をふまず、人に頼まず、きたなさにげっそりしながら自分自身でそれをおこなってください。

あまりきたなくないものならば素手でどしどし触ってほしいです。

私が面談した若いかたは、ものを触るときにハンカチで包み、ハンカチがない場合は着ているシャツの下のほうで包んでいました。こういう努力をやめるのです。

やめれば、かなり改善してゆきます。

私たちはどんな場所でどんな生活をしていようと無数の雑菌にかこまれているそうです。

世界がそういうふうであるのなら、いくつもの新しいハンカチをつかったり、ゴミ箱の近くを通らないようにしたり、トイレのあとで長時間手を洗ったり、机のうえを丹念に消毒したりしてみても、たいしたちがいにはつながらないでしょう。

「汚れを避けようとしても避けられない」と覚悟し、少々の不潔さに思いきって立ちむかっていってください。

13 音楽を思い浮かべると、そのメロディが頭の中でとまらなくなる。

こうした状態に多数の人々が苦しんでいます。

脳内における化学物質のバランスの乱れがこの症状の主因と考えられています。

ある高校生は、頭の中で音楽がいつまでも鳴りやまないために往生《おうじょう》し、その音楽を打ち消そうと、必死になって別の曲を思い浮かべたそうです。

ご本人には大変つらい状態です。

しかし、けっして深刻なものではなく、薬や森田療法でじゅうぶん対応できます。

森田的にはどう対応すればよいかというと、音楽がつづくことを非常事態とみなさず、ストップさせようとがんばらない、そのような対応が最良です。

もしストップを試みてストップできればめでたいのですが、頭の中は私たちの支配が届きません。したがって音楽はとまりません。戦うのは無益です。

音楽がとまらない苦痛を感じつつも、その状態は自分にとって自然なのだと受けとめて、戦いを放棄《ほうき》し、メロディを何百回でも繰りかえしながら勉強なり家事なりをおこなってください。

自然現象と受けとめれば、悩みではなくなります。

夕方、空腹をおぼえることを、だれも病的な症状と考えず自然現象であると理解して苦しんでいないのと、同じになるのです。

そして、すぐにではないものの、しだいに苦痛が軽減します。

私が長いあいだお会いしていたかたは、他のいくつかの症状に加えて、この音楽の症状もおもちでした。森田療法で落ちつきました。

その後も音楽を繰りかえすことが断続的に発生する由《よし》ですが、「ああ、またやっているな」と思う程度だそうです。

森田療法を通して、症状が雲散霧消《うんさんむしょう》するというよりも、症状を大問題と考えないようになるのです。

それにともない、症状のほうも相当なおってゆきます。

14 窓のカギをしめたかどうか気になる。ポストに郵便物を投函《とうかん》したあと、ちゃんと中に入ったかどうか気になる。数をかぞえだしたらとまらなくなる。自分の鼻の頭が見えてしまい、気になる。

どれもノイローゼの症状です。度合いがはなはだしい場合は、なのですが。

前項の「音楽」のところで説明した問題と似たようなもので、ほんの少しだけちがうバージョンと考えてください。

このような症状は、薬を飲みながら自分で努力してゆけばおおむね解消しますから、心配いりません。

まずは心療内科や精神科の病院へ行き、薬を処方してもらうことをすすめます。かなり楽になるはずです。

自分でできる努力としては、カギであれ、ハガキであれ、数であれ、鼻であれ、そういう気になる問題に結びつきそうな場面を避けないようにして、気になる問題を排除する工夫もやめてください。

高見はいつもひとりで来ており、氷を砕く錐《きり》のように尖ったものが苦手な先端恐怖症で、錐を自分の視界に入らないところにしまうよう店に頼んでいたこともあった。

最相葉月『星新一：一〇〇一話をつくった人』、二〇〇七年、新潮社。

こうではなく、症状に困りつつ、症状をもたらす環境に身をまかせるべきなのです。苦しさで油汗《あぶらあせ》を流しながらも回避や工夫をやめれば、おいおい症状がおさまりだすことに気づくでしょう。

おさまりだすとはいっても、ゼロにはなりません。ゼロは無理なのであきらめてください。なぜ無理かというと、この種の症状は、世間のだれだってカギのチェックやハガキの投函《とうかん》や数や鼻を気にする一瞬をもつ、というあたりまえの行為が大きくなっているだけのものだからです。あたりまえの行為はゼロにはできません。

とにかく前よりよくなります。

よくなったあとで、症状がぶりかえしてしまう場合がありますが、がっかりしなくて結構です。症状があっても勉強はできるし、スポーツもアルバイトもできます。

毎日の活動の手をぬかないようにしていれば、症状がぶりかえしても、再度、ゼロに近い程度までおさまるのです。

15 イライラする。

「バスから降りようとしていたとき、前に身重《みおも》の女性がいて、その人の動作があまりにゆっくりだったので、私は急いでいたし、イライラして、うしろから押したくなりました。最近そんなことが多いです。自分のそういう面を思うと、いつ犯罪をおかして新聞に載《の》っても不思議ではない気がします。おそろしいです」

女子の学生さんからお受けしたご相談です。

イライラ感の発生をおさえたいとのことでした。

イライラ感が発生するのはどうしようもない自然現象です。人為的《じんいてき》におさえることはできません。

おさえようとしても、失敗に終わるだけです。

おさえるかわりに、ほったらかしておくように。

ほったらかして身辺の雑用を片づけていれば、イライラなどいつかどこかへ行ってしまうでしょう。

イライラは、それ以外の感情と同じく、放《ほう》っておくと大きくなったり小さくなったりしながら、やがては薄《うす》れるものだからです。

もちろん、イライラしながらも他人に乱暴な言動をしめさないよう注意すべきであり、これができればイライラしていないのと同じになります。

さらに、日々の生活において、栄養バランスのかたよりや運動不足が起こらない自己管理もしてください。

前述の学生さんは、ダイエットのため、食生活がとんでもなく貧相でした。

16 ムカつく。

私たちがどういうときにムカつくかを考えてみると、結局、自分の立場の弱さや価値の低さを知ったときに、ムカついてしまうのではないかと思います。

別のいいかたをすれば、自分は何者でもないという事実に直面した刹那《せつな》、ムカつくのです。

若い人がムカつきやすいのは、若い人は何者でもなく、自分が何者でもないという現実をなかなか認めきれないから、かもしれません。

ムカつくというのは愉快な状態ではありませんが、自分は何者でもないという自覚をもつのは重要です。

自覚をしっかり維持し、これから一歩一歩、少しずつでも自分の価値を高めてゆく、何者かになろうとしてゆく、そう努力すればよいでしょう。

ムカつきを建設的な方向に転換するわけです。

さりながら、私たちの圧倒的多数は、努力をしたにもかかわらず、すごい何者かにはなれません。あなたはこれまで「なせばなる」「無限の可能性がある」などと年長者から鼓舞《こぶ》されてきたかもしれませんし、自分でも「衆《しゅう》にぬきんでたい」と期しているかもしれませんが、実のところ、私たちはいつまでたってもその他大勢のひとり、ただの人、なのです。

そしてそれは、そんなに悪いものではありません。

受け入れてほしいと願います。

17 キレやすい。

あなたはひとりで街を歩いていたとき、やくざ風の二人組と目が合い、カッとキレてその人たちに乱暴してしまったことはありますか?

あるいは、些細《ささい》ないきさつでキレて、単身、近くの大学柔道部の部室に殴りこみをかけたことはありますか?

ない場合は、お母さまとか、弟さん、妹さん、学校の先生がた、同級生や下級生たちなど、がまんしてくれる相手を選んで都合よくキレているのだろうと思います。

これは、たんに卑怯《ひきょう》で幼稚《ようち》な行動にすぎず、病的な症状ではありません。自覚と反省さえあれば確実に改善できます。

キレてしまいそうになったとき、この人たちにキレるのは卑怯だし子どもっぽいからキレてはいけない、と自《みずか》らにいい聞かせるようにするのです。

本気で自身をどうにかする気持ちをもっている人には効果があらわれます。

中学時代にキレがちだったある男子は、その後、反省して自分のありかたを変え、高校では同級生たちからの信望があつい生徒になりました。つづいて、大学に進学しました。人は決意をすれば変わるものなのだな、と感じました。

話が脱線しましたが、最後に、毎日の食事では好き嫌いをせず、新鮮で栄養があるものをバランスよく食べること、をつけ加えます。

18 腹が立ったときにはどうすればよいか。

その場で怒りをあらわす代わりに、この怒りをどうやって適切に相手にしめすか、立腹しながらあれこれ計画してください。

時間をかけて計画してほしいです。

計画するうち、その日即座《そくざ》に気持ちが落ちつく首尾《しゅび》とはならないにしても、いつしか落ちついてゆきます。

計画したものが社会通念に照《て》らして適切である場合は、それを実行すればよいのです。

毎回、こうやって大爆発をおさえていると、上手にがまんする癖《くせ》が身につきます。これが身についたら人生を生きてゆくうえでとても便利でしょう。

ただし、ときにはどうしてもがまんできず、だれかに怒りをしめしてしまうような事態にいたるかもしれません。

それはそれでしかたがないことです。人の自然です。

わけても、あなたのプライドを激しく傷つけるようなできごとにたいしては、その場で怒ってかまわないのではないかと思います。

19 非常に悲しく、なにかをしてしまいそうだ。

悲しみはできるだけあじわいたくないものです。

それなのに悲しいできごとが起こったというのは大変お気の毒です。つらく苦しい思いをされているのでしょう。

しかし、なにかをしてしまうというのは、よくありません。

悲しみの中、一カ月、なにかしてしまうことをがまんしてください。そのあいだにわずかとはいえ悲しみがやわらぎます。

やわらがなかったら、さらにもう一カ月、がまんしてください。きっと、今度こそ、悲しみがやわらぎます。

感情というものは、悲しい感情であれ、楽しい感情であれ、うつろい流れてゆくものだからです。

なにかしてしまうのをがまんしながら、日々、果たさなければならないことを着々と果たしていれば、悲しさは無理なく流れてゆきます。

以下は小説ですが、突然妻子を亡くした極度の悲嘆の際に主人公がどうしたかが、描写されています。

> チップスは、学寮《がくりょう》内の便利なアパートから、また元の独身寮に移った。いっそこのさい、舎監《しゃかん》をやめてしまおうかとも考えたが、校長に説得されて思い止《とど》まった。後から考えれば、むしろ、思い止まってよかったと、思った。この役を引き受けている限りは、為《す》ることがあったし、それが心の空虚《くうきょ》を埋《う》めてくれたからである。
>
> ジェイムズ・ヒルトン（菊池重三郎訳）『チップス先生さようなら』一九八七年、新潮文庫。

悲しみのあまり自分や周囲にとってマイナスになるようなふるまいをするのではなく、がまんし、可能なかぎりふだん通りの生活をしてゆくのがよいのです。

個人的な悲しみを他の人や他の問題に役立てることはできないか模索《もさく》し、実行することも、有意義と考えます。

20 ホームシックになっている。

ホームシックは経験すべきものでしょう。

あなたの成長に益《えき》するからです。

ホームシックという試練によって、自分にはさびしさに慣れる力があるという事実を知ったり他人のさびしさに共感できるようになったりします。

大人っぽさも身につきます。

私が知っているある女性は、大学時代の最初の一年間、ホームシックのために毎晩のように学生寮の自室で泣いていたそうです。よほどさびしかったのでしょう。

泣かなくなってからもホームシック状態はつづきました。

休暇の期間に帰省したあとで再び大学にもどってきた直後が一番つらく、あらためて泣いたとのことです。

しかし、やがて四年が過ぎ、卒業されました。

大学時代の終わりごろは完全にさびしさに慣れていました。

卒業式では友人たちと別れるのが悲しくて、大泣きに泣いたうえ鼻水まで流したそうです。

それから出身地に帰り就職されました。

以前にくらべ、どこか自信を漂《ただよ》わせる人になっています。

21 気分が重い。

心療内科・精神科を受診し、薬をいただいてください。服薬しながら、ちょっと休むのがよいでしょう。生活をいったんゆるめてみるべきです。

ただし、長く休むと、かえって気分の重さが長びき、重い気分が軽くなってゆくことはありません。

どうしてかを説明します。

私たちは病気になったときや怪我《けが》をしたときには安静にしていて、そうするとやがて病気がなおり、怪我がなおり、もとの生活にもどることができます。

いっぽう、気分の不調はこれと同じではなく、むしろあまりに安静にしすぎていると回復するために欠かせない外からの刺激が不足してしまい、元気になる力が起動しなくて、いつまでも気分が重い状態にとどまるのです。

休みをとるのはとても大事です。かならず休んでください。

同時に、起きる時間や寝る時間を乱さない、毎日外出する、家事などをおこなう、といった適度な刺激が入ってくる生活を保っておく必要があります。

> 気が滅入る日々が続いた。とりわけ、朝と就寝時には、物思いにとらえられた。このため、朝は早々ベッドを離れることにし、夜はひたすら安眠を祈った。［中略］その中で、井上は自分と闘うように、健康維持のため、毎日、「甲板ニ出テ無茶苦茶ニ歩キ回ル」ことを心がけた。残りの時間は、読書に気をまぎらす。
>
> 城山三郎『男子の本懐』、一九八〇年、新潮社。

右の人物（政治家の井上準之助《いのうえじゅんのすけ》）は、気分が重いとき無為《むい》にすごすのはよくないということを、本能的あるいは体験的に、知っていたのでしょう。

22 死にたい。

極端につらい事情があるのだろうと思います。

しかし、私たちはどれほどつらい事情があっても、生きつづけてゆかねばなりません。

自分の命を、他人の命と同様に、大切にしなければならないからです。

あなたが今つらく感じている問題は、五年後にはまったく消え去っている可能性があります。

それを信じて今を耐えてください。

五年後、たとえつらさが完全には消え去っていなくても、五年間で獲得した自信や知恵や体験が、その時点のあなたを支えてくれるでしょう。

死にたい気持ちが何日も持続するような場合は、ぜひ心療内科・精神科を訪ねてください。

23 自殺したい。

自殺は絶対にいけません。

まちがった行為だからです。

まちがいをおかしてしまいそうな自分を守るために、心療内科・精神科を訪ね、場合によっては入院するのがよいでしょう。

まず、ご家族、学校の先生がた、お友だちなど、身近なだれかに相談してください。

だれかに相談すると、かなり気持ちが落ちつきます。このときに病院受診の件も話し合ってほしいです。

自殺したい衝動は、ご自分にはまったく責任がない事態に巻きこまれた結果起こっているということがあり得るし、ご自分が責任を問われてもしかたがない事情によるものだってあり得ます。

どのようないきさつがあるにしても、どれほどつらくても、「死ぬ」という前提だけを思うのではなく、「生きる」という前提に目をむけ、その前提のもとにいくつもの選択肢があることに気づいてください。

足を骨折した人が「骨が折れていて歩けない、一生歩けない、スポーツもできない」と悲観するのは愚《おろ》かに聞こえると思います。骨折はしばらくしたらなおるからです。

自殺を選ぼうとする人も同じ落とし穴にはまっています。つらいために、もっていた判断力が失われ、ふだんよりも愚かになってしまっているのです。

骨折で歩けない状態が一生つづくわけではないのと同様に、自殺したい気分や事情もずっとはつづきません（ずっとつづくのだったら、世の中の大半の人たちが自殺してしまっていることになります）。それをおぼえておいてください。
愚かになってしまった人は忘れます。
自殺はまちがった行為であるばかりではなく、愚かな行為でもあるのです。
肺がんの告知を受け、その苦痛への恐怖から、自殺を考えた男性の手記があります。

でもすぐにやめた。菫と光が父親を誇りに思えないような死に方は絶対しないと誓いました。どんなにつらい治療にも立ち向かっていこう。最後の一秒まで病気と闘おうと決心しました。

「さよならのプリズム：がんになって」（『長崎新聞』、二〇〇七年十一月二〇日）

自殺という、ご家族や知り合いのかたがたが誇りにできない行為を選んでは、いけないのです。

第五章　性　格

1 アダルト・チルドレンということばにあてはまる。自分はアダルト・チャイルドだ。

アダルト・チルドレンということばに含まれている「これこれこういうタイプの親のもとで苦労して子ども時代をすごした人は、精神が不安定な大人に育つ」旨《むね》の考えかたは、迷信と思うのが妥当でしょう。

いろいろな研究の結果、幼少時に苦労をした人の多くはかなり心が強く安定した大人になっている、という傾向が見いだされています。

これはアダルト・チルドレンの考えかたがさししめしていることと正反対なわけで、だからこの考えは迷信というのです。

にもかかわらず、アダルト・チルドレンの語は多数の人たちに受け入れられるようになってしまいました。

みなさん学問的な根拠があると誤解しているようです。

自分の短所を病気のせいにしてホッとしようとする「病気になりたい症候群」(斎藤美奈子『たまには、時事ネタ』、中央公論新社)も遠因になっているかもしれません。病気を盾《たて》にとった自己正当化です。

根拠や正当化の問題ばかりではなく、別の問題も出てきています。

「自らをアダルト・チルドレンとして自覚する」ということが自立的な生き方へのきっかけとなるのであれば、私はどうこういう気は無い。だが、私の知る限りの範囲でいえば、日本人は（引きこもりに見られるように）自分自身の家へのますますの退却というベクトルを強化する道を選んだように思われる。つまり、「自分が不幸になったのは、あなたがたのせいだ。埋め合わせをつけろ」と実質的に親にたかる、という行為である。

矢幡洋『危ない精神分析：マインドハッカーたちの詐術』、二〇〇三年、亜紀書房。

という問題です。困っている親ごさんたちがあちこちにいらっしゃるでしょう。

あなたが小さかったころに困難を経験し苦しんだのは本当にお気の毒でしたが、もう終わりました。

むかしのあなたに起こったできごとが遠隔操作《えんかくそうさ》みたいに今のあなたを左右したりはしません。

あなたの性格に欠点があるとしても、それをかつての親子関係・家庭環境のせいにするのは見当ちがいです。

迷信を鵜呑《うの》みにして親ごさんを追及するのではなく、なにしろあなたの性格なわけですから、自分自身で責任をとるようにしてください。

2 親のせいで性格に問題がある。

人はだれでも性格面に問題をもっています。

それをそのまま是認している人もいるし、そんな性格を自分の努力で変えようとしている人もいます。

ケース・バイ・ケースであり、どちらであっても結構と思います。

あなたの場合、自分の欠点が親ごさんに由来すると考えているようですが、これからずっとそのように考えつづけながら、大人になり、中年になり、高齢者になってゆくつもりなのでしょうか。

親ごさんご自身の性格のかたよりに関しては、あなたが親ごさんを率《ひき》いて、祖父母のかたがたを糾弾《きゅうだん》するつもりなのでしょうか。

性格に欠点があるときは、それを自分の個性として認めるとか、自分がこうありたいと思う方向に変わる努力をするとか、いずれにしてもあなた固有の課題としてとらえればよいわけです。

まるで幼児のように親をひっぱりだしてくる必要はありません。人の性格がどれくらい親のありかたから影響を受けるかに関してさまざまな心理学的研究がなされていますが、結論は以下の通りです。

> 今まで子どもたちに重大な影響を及ぼすと考えられてきたもののほとんどは結局重大な影響を及ぼしていないということを意味する。親が仕事をしようがしまいが、本を読もうが読むまいが、お酒を飲もうが飲むまいが、喧嘩をしようがしまいが、結婚生活をつづけようが別れようが、［中略］これらすべては子どもたちに「わずかな影響しか及ぼさない」と考えられる。
>
> ジュディス・リッチ・ハリス（石田理恵訳）『子育ての大誤解：子どもの性格を決定するものは何か』、二〇〇〇年、早川書房。

こうした研究結果を嫌悪するのではなく、よろこびをもって耳をかたむけてください。あなたの親ごさんが十数年前にどういうふうであったとしても、あなたにはその影響をこうむることを拒絶する余地がたっぷりあるのです。

3 トラウマのせいで性格に問題がある。

以前、つらいできごとを体験したというのは、大変お気の毒です。

つらいできごとの体験で心が大きく動揺している状態を「トラウマ」といいます。

一般に、小さいころのトラウマ体験というのは、その人の性格や心の健康に悪影響をあたえると考えられています。そう書いている本がたくさん出版されています。

が、この考えかたには堅牢《けんろう》な学問的根拠はありません。

> 幼児期の精神的苦痛、つまりいわゆるトラウマは成長過程で克服されずに「無意識」のなかに残り、一生のあいだ心身に悪影響を及ぼすのだという。しかし、ハンスヨルク・ヘミンガーが数年前に書いているとおり、幼時体験を過大評価するこの説には何ら科学的裏付けはない。〔中略〕追跡調査は数例あるが、その結果はことごとく、トラウマ理論に最後のとどめを刺すものばかりである。ヘミンガーは次のように述べている。「豊かな才能と感情を持った円満な人たちのなかに、トラウマティックな家庭環境で子ども時代を送った人が驚くほどの高率で見られた。逆に（そして、こちらの所見のほうが実地の診療にとってはより重要なのだが）、何の問題もない恵まれた環

境に育った才能豊かな子どもが成長後にフラストレーションや神経症を抱えていることも多かった」

ロルフ・デーゲン（赤根洋子訳）『フロイト先生のウソ』、二〇〇三年、文春文庫。

トラウマの体験は致命的ではないということです。トラウマ体験から悪影響を受ける人もいるし、受けない人もいる、どちらかといえば受けない人のほうが多い、このあたりが一番正しいところなのでしょう。

マンガの『鬼平犯科帳』に、つぎのようなセリフが出てきます。

「人はな、それぞれに心の傷を持っているものだ…。しかしながら傷跡《きずあと》が、人を支えもし、優しくもする…」

さいとう・たかを『鬼平犯科帳「猫じゃらしの女」』、原作・池波正太郎、脚色・久保田千太郎、二〇〇六年、リイド社SPコミックス。

小説『鬼平犯科帳』の「猫じゃらしの女」にはないセリフですが、そんな細かい詮索《せんさく》はさておいて、あじわいが深いことばだと思います。

あなたにおけるむかしの体験は今となってはどうしようもありません。

むかしの体験を呪《のろ》っても不毛です。

あなたがすべきことは、その体験をできるだけ自分や他人にとって意義ある方向にもっていく努力をすることなのです。

4 虐待《ぎゃくたい》を受けた自分は、将来、子どもを虐待してしまう。

これは「虐待の連鎖《れんさ》」と呼ばれる考えかたです。

虐待を受けた人は、自分自身が親になったときに、自分が受けたような虐待をわが子にたいしておこなってしまう、というものです。正しい考えかたではありません。

過去の虐待について考える際、ふたつの問題があることを知ってください。

まず第一に、本当に虐待が起こったのかどうか、という問題です。

人間の記憶はあいまいなものですから、起こっていないできごとを実際に起こったと信じこんでしまう場合が、ごくふつうにあります。

アメリカでは、カウンセラーが実は起こっていなかった虐待を患者さんに思いださせるという、どうにも不思議な事件が続発しました。

カウンセラーの誘導によって患者さんたちがニセの記憶をつくりあげてしまったのです。

> 恐ろしい性的虐待を受けたと言っている人に対して、その訴えを無下に退けるのは冷酷かつ不当なことである。しかし一方では、患者の記憶をいじりまわし、偽りの児童虐待物語を吹き込み、罪のない家族を引き裂き、無実の親を牢獄に放り込むこともまた、それと同じくらい冷酷かつ不当なことだろう。どちらの場合にも、まずは疑ってみることが不可欠だ。
>
> カール・セーガン（青木薫訳）『カール・セーガン　科学と悪霊を語る』、一九九七年、新潮社。

冷静に振りかえり、ご家族やご親戚にも確認してみる手つづきが欠かせないみたいです。

第二として、以下のような問題もあります。

虐待を受けた人は受けた虐待が原因となって子どもに虐待をするという想定は、厳密な実験を通してしか明らかにできない、という問題です。

倫理的には許されないことであるが、健康に生まれた子供を無作為に2つのグループに分け、片方のグループの子供には親が虐待し、もう片方のグループでは親は絶対に虐待しないという人為的な操作を行って、すべての子供が長じてのち、虐待に走るか否かを観察測定してはじめて、両者の因果関係が証明される。

杉山尚子『行動分析学入門：ヒトの行動の思いがけない理由』、二〇〇五年、集英社新書。

ここに述べられている通り、このような実験をしないと想定の正否は明確にできず、かといって実験をおこなえるはずがなく、であるならば、本当に虐待が連鎖するのかどうかは学問的にわからない、という結論に達します。「子ども時代に虐待を受けた人は自分の子を虐待する」と発言している専門家たちは、いったいなにを根拠にそういっているのでしょうか。科学的データに基づいていない発言であり、そんなものを信じる必要はないのです。心配する必要もありません。

あまり声高にそのことをいうのは、いま虐待を受けて病院に運び込まれてきている子どもたちに対しては、とても心ないことだという気がします。現実にひどい虐待を受けて育った子どもに、将来、大きくなったときに、今度は虐待の加害者になる可能性が高いですよ、というのは傷口に塩をすり込むようなものです。

山崎麻美『子どもの脳を守る：小児脳神経外科医の報告』、二〇〇七年、集英社新書。

もっともなご指摘で、虐待の連鎖は被害者にショックをあたえる考えかたでもあるのです。ことんひどい考えかたです。

しかも、自己暗示によりわが子を虐待してしまう人や子どもを虐待する自分を連鎖で把《は》握《あく》し許す人が出てくるとも思われ、そのあたりが気がかりです。

あなたが虐待を受けた経験を本当におもちの場合、非常につらかったことでしょう。ただし、これから先の心配は不要です。

虐待はあなたの内側にのこりません。

虐待を耐え忍んだ力を、今後の人生で健全な方向に発揮できます。

5 性格を変えたい。

自分の性格を変えたい場合、今日や明日の、あなたのふるまいを変えるようにしてください。それも、現実の生活の中で変えていってください。

性格というものは、だれかのせいにしてその人を責めるとか、以前のできごとを想起するとか、自分を見つめつづけるとかしても、変化しません。

また、なじみがない環境に飛びこむとか、特殊な修行の場で自分をきたえなおすとかしても、ほとんど効果はありません。

日常生活においてあなたのふるまいをコツコツとあらためてゆくことこそが大事で、あらためることができたとき、あなたは自分の性格が変わったと感じるでしょうし、あなたの周囲の人たちもあなたにたいして同様の感想をもつでしょう。

自分の気の小ささ、ずるさ、軽薄さ、わがままさ、劣等感、などをもてあましながら、今までとは異なる行動をとるよう刻苦《こっく》勉励《べんれい》する。

これをやれば、性格は自然に変わりだします。

6 性格が前向きでない。

性格は前向きであれという思潮《しちょう》がずいぶん広まっていますが、なぜなのでしょうか。うしろ向きであっても横向きであってもかまわないように思います。どうであろうと本人の個性です。

そもそも、前向きでない人が無理に前向きになろうと気負《きお》えば、きついうえ、たしかに前向きになるまでに相当時間がかかるでしょう。

なにかをするつど失敗を予測したり、なにかを要求されるたびに尻ごみしたり、誘われてもことわって後悔したり、ついついものごとを悪いほうから見てしまったり、そのような性向《せいこう》が継続するはずです。

もちろん前向きな性格に変わりたい場合はそれでも腰をすえてめざしてほしいのですが、前向きではない性格を問題視せずに許容するというのもひとつのありかたです。

前向きではないまま、やるべきことを、不承不承《ふしょうぶしょう》、おっかなびっくり、果たしてゆくだけでよく、それで前向きであるのとまったく同じ実績がのこるのです。

いずれにしても、自分の内面だけを変えようとする的はずれな奮闘《ふんとう》をしないように、気をつけてください。

7 情緒不安定な自分がイヤ。

若い人の情緒が不安定なのはしかたがないことです。

あまり「なんとかしよう」と思わなくてよいのではないでしょうか。

情緒はどうあれ、やらなければならない課題に取りくみ、それをきちんと完了していれば、申し分ないのです。

飼っている犬を散歩に連れてゆくとして、そのときは犬に運動をさせてあげること自体が大切であり、あなたが情緒を安定させたうえで犬を歩かせなければならない必要性はまったくありません。

勉強も、年賀状書きも、はずれたボタンのつくろいも、靴みがきも、ジョギングも、アイロンかけも、パソコンのダウンロードも、情緒が不安定なままにできます。

そのように理解して、日々の仕事を目的本位にひとつひとつ全《まっと》うしていってください。

8 リストカットをしてしまう。

いろいろなストレスがあるのでしょう。

痛みをおぼえたり自分の血を見たりしないと生きている実感をもてないのかもしれません。

心療内科・精神科に行ってください。親身な治療やカウンセリングがおこなわれます。

あなたがもし自分の手首を切ることによってしかストレスに対応できないと思っている場合、それはまちがった思いこみです。

手首を切ることによってしか生きている実感がえられないと思っている場合、それもまちがった思いこみです。

世間のほとんどの人たちは、ストレスがある局面でいちいち手首を切ったりしていないし、手首を切らなくてもちゃんと生きている実感をえている、という事実があるのです（後者は、生きている実感など有していなくとも生きていて、手首のほうは切っていない、と表現するのがより正確かもしれません）。

それを考えてみてください。

あなたが好きな人や尊敬する人が困ったり苦しんだりしている際にどうするかを、聞いてみてはどうでしょうか。

多くの場合、特別の方法はなく、まして手首など切らず、どなたもひたすら耐えているはずです。

困ったときや苦しいとき、あなたもそれにならってください。


あなたが葛藤《かっとう》している状況を、周囲の人たちはすでに十二分に理解したはずです。

ですから、もうリストカットはやめていいのです。

リスカの傷を人に見せる、メールで通知する、ブログに書く、おおげさに包帯やサポーターを巻く、こうした行為もやめてください。


「手首を切るのをがまんすること自体がストレスになる」と信じこんでいるようなかたは、ためしに切らないでがまんしてみてください。

ストレスとはならない事実を知るはずです。

9 異性と話せない。

私たちは、ふつう、異性に軽視されたくないという気持ちをもっています。

異性から好意的に受けとめられたいと願っています。

こういう気持ちや願望が顕著《けんちょ》な人は、つい異性の前で緊張し、なめらかに話せなくなってしまうのです。

話せないような場合、無理して話す必要はありません。失礼にならないかぎり、黙っていればよいのです。

どうしても話さないといけない状況がやってきたら、その状況に服従《ふくじゅう》し、ともかく話すしかないでしょう。

「話しぶりが格好悪くてもいい」と腹をくくり、「自分を気に入ってもらわなくて結構」ぐらいの捨《す》て身《み》さをもてば、少々ぎごちない話しかたになりはしても、話すことができるはずです。

10 女性のことばかり考えている自分はニュースに出るような性犯罪をおかしてしまうのではないかと心配。

私がスクールカウンセラーをしていた学校の生徒さんから、メールで問い合わせをいただきました。

「僕は授業中も家に帰ってからも、女子のことをどうしても考えてしまいます。よくないことだし勉強の邪魔にもなるので、忘れようとするのですが、うまくいきません。このままでは、セクハラとか性犯罪とか、そういう事件を起こしてしまうのではないでしょうか」

いいえ、心配はいりません。

若い男性が女性のことばかり考えるというのは自然な現象です。思うぞんぶん考えてください。異性のことにかぎりません。

頭でなにかを考えることと実際になにかをしでかしてしまうことは別個の事象ですから心配にはおよばず、人に迷惑をかけないよう行動のほうはしっかり自制し、どんな内容でも自由に考えて大丈夫なのです。

考えながら、勉強などの諸活動に精をだしてください。

11 異性に興味がない。自分は同性愛なのかもしれない。

なぜ、ある人は異性を愛し、別の人は同性を愛するのか、その相違にいたる理由は今のところはっきりとはわかっていません。

同性愛は異常とみなされていた時代がありましたが、現在は異常ではないと受けとめられるようになっています。

今後、この受けとめかたがさらに定着してゆくでしょう。

だいたい、世間がどう受けとめようと、自分は自分です。

同性愛であっても悩む必要はないのです。

自分にはそういう傾向があるのだと了解してください。

なお、今はそのような傾向があっても、先々はその傾向がなくなってくる、つまり異性に興味をもちだすようになる、という場合もあります。

人間はとても複雑です。時間がたたないとどうなるのかわかりません。

12 血液型のせいで性格に問題がある。

ABO式の血液型は、細胞の表面についている糖の分子構造によって決まる。それを決めるのはたったひとつの遺伝子だが、わずか一種類の遺伝子によって、その人の性格を決めつけてしまっていいはずはない。人間は約二万もの遺伝子からできている。つまり、人間の性格や個性は、二万の遺伝子の、無限といっていいほどの組み合わせ、さらに環境のちがいなどによって、もたらされるのだ。心理学の学会などでも、血液型による性格判断にはなんの根拠もないことが証明されている。

平成暮らしの研究会『信じてはいけない!』、二〇〇六年、河出書房新社・夢文庫。

血液型が人の性格を決定するという説は妄説で、右記の通り、今のところ医学的にも心理学的にも裏づけはありません。

妄説にそって自分を規定する必要はないのです。

妄説という過激な表現をつかいました。

これから先、「血液型が性格に影響をあたえている」と示唆《しさ》する研究結果が発表される可能性は絶無とはいえないでしょう。科学の世界では、昨日までまちがっているとみなされていた事項が今日から正しいと認められるようになる、という転回が多発します。

けれども、万一そうなったとしても、私たちは自分の血液型を変えることはできません。

性格のほうは変えることができます。

性格はもって生まれた体質にかなり影響を受けているみたいなのですが、変えることは可能です。

もしあなたの性格に欠点や弱いところがあるのなら、それを血液型のせいなどにせず、あなた自身が責任を負うべき問題と受けとめて、どこまでも自己努力で変えてゆくようにしてください。

13 取り越し苦労をしてしまう。

取り越し苦労の傾向をもっていると、自分が卑小な人間、気弱な人間のように思われて、ご本人としては情けないかもしれません。

そのような自分であることを他人に知られ軽蔑《けいべつ》されたくないという気持ちも起こるでしょう。

しかし、取り越し苦労をする人は、そうでない人にくらべ、用心深く、ものごとを念入りに準備し、ミスが少なく、仕事をきちんとなしとげる、頼まれた用事は忘れない、時間に遅れない、というふうに、すばらしい面をたくさんもっています。

とりわけ、若い人たちが結果を考えずに他人の迷惑となる行動をとってしまいがちな昨今、行動の結果を心配する取り越し苦労の傾向はむしろ美質と思われます。

あなたの場合、自分がそういうタイプであることを誇るべきであって、短所と考える必要はなく、あらためる必要もないのです。

相《あい》も変わらぬ忠告をつけ加えると、取り越し苦労をしている最中《さなか》でも、しなければならない活動はおこたらないよう留意してください。

第六章　身　体

1 なんらかの病気になってしまうのではないかと心配。

病気になってしまうのではないかと極端に心配する人の数は少なくありません。そういう人たちは病院を訪ね、検査を受けます。

大事なことである反面、検査の結果、異常がなかった際にも納得がいかず、もんもんとして、いくつもの病院に行き同じ検査を受けます。

また、テレビで特殊な病気の話題が放送されたときに、「自分はその病気にかかってしまうのではないか」と怖《おそ》れおののきがちです。

こんな傾向にあてはまるシーンがイギリスのユーモア小説に描かれています。登場人物は大英博物館の図書室に立ち寄り、なにげなく医学の辞典をとって読みだすのですが、

最初に頭をつっこんだのは何という病気の所だったか、すっかり忘れたけれども、とにかく恐しい悲惨な結果をもたらす疾患だったと思う。ぼくはその病気の「前駆的症状」の項を半分も読まないうちに、おれはこいつにやられている、と考えたのだ。ぼくはしばしのあいだ、恐怖のあまり凍ったようになっていた。が、やがて、絶望のものうさのなかにあって、ふたたびページを繰り、チブスの所をあけた。徴候を読んだ。

そしてぼくはチブスにかかっていることを発見したのだ。どうやら、何ヵ月も気がつかないでいたようである。それからぼくは、他にも何か病気にやられていないかしらと考えた。舞踏病のところをあけて見ると、予想どおりこれにもやられている。ぼくはすっかり面白くなって、徹底的に調べようと決心し、アルファベット順にはじめた。

ジェローム・K・ジェローム（丸谷才一訳）『ボートの三人男』、一九七六年、中公文庫。

そして、この世のほとんどすべての病気にかかっているという結論にたどりつき、よろめきながら図書室を出てゆきます。

人はだれでも、健康でありたい、好調でありたい、という欲求をもっています。だれでももっている欲求ながら、ある種の人たちはそれが強すぎるみたいで、あなたもそのひとりなのでしょう。

自分にはそういうかたむきがあると自覚し、健康をもとめ病気を心配しながらもしかたなく目先の課題を処理してゆく、これを実行してください。

目先の課題を処理するというのは、勉強や部活やアルバイトや家事や人間関係にしっかり取りくみ、終わらせる、ということです。

そうすると、身体に集中していた注意がほどよく外界にもむけられるようになって、病気をこわがる癖《くせ》が弱まってゆきます。

ただし、身体に症状があり、その件でまだ病院へ行っていない場合は、早急に病院を訪ねてください。

では、もし本物の重い病気にかかっている人はどうすればよいかというと、それは非常にお苦しい状態と拝察しますが、森田療法からのアドバイスは基本的に同一です。目的本位が大事、というアドバイスです。

よく、正岡子規《まさおかしき》の闘病生活がひきあいにだされます。

子規は七年にわたる肺結核と脊椎《せきつい》カリエスによる仰臥に、耐え忍ぶことのやりくりや心構えを求めることをしなかった。病苦に泣くのみであった。極貧のなかにあって看護人もなく、寝返りを打つには柱につないだ紐《ひも》を引っ張ってこれをやるという仕儀であった。子規は痛みと喀血の耐え難きことを、はからうことなくただ慟哭《どうこく》していた。そして慟哭のなかで俳句と随想をいまわのきわまで書き綴って、倦むことがなかった。

渡辺利夫『神経症の時代：わが内なる森田正馬』、一九九六年、TBSブリタニカ。

偉《えら》い人だと思います。
外国では、物理学者のスティーヴン・ホーキング博士も、病中、おこなうべきことをおこないつづけています。

ALS〔筋萎縮性側索硬化症〕の症状は急激に悪化した。歩くのにも多大な困難を覚えるようになり、わずか数フィート動くだけでも杖に頼らざるを得なくなった。〔中略〕言葉にも病気の影響が如実に現われはじめた。単にろれつがまわらないというだけでなく、話し声が急激に不明瞭になっており、親しい仲間でも彼が何を言っているか理解するのに困難を感じていた。だがなにものも彼を押しとどめることはできなかった。実際、ホーキングはどんどん先へ進みはじめていた。彼が研究生活に入ってから、研究がこれほど速く、かつ前向きに進展したことはかつてなかった。

マイケル・ホワイト、ジョン・グリビン(林一、鈴木圭子訳)『スティーヴン・ホーキング：天才科学者の光と影』、一九九二年、早川書房。

健康であっても、病気であっても、いずれにしても人生には達成しなければならない課題が山ほどあります。
課題は、文芸や学問みたいな大それたものばかりではなく、むしろ日常の些事《さじ》である場合がほとんどでしょう。それがふつうです。

病気を怖《おそ》れたり病気に苦しんだりしながら、そうした状態による疲れでなにも手につかないような日々をもちながらも、大それたものであれなかれ、自分の課題に着手し、やりぬいてゆく。そのようにすべきではないかと考えます。

2 めまい感・フラフラ感が強い。

内科や耳鼻科へ行き、診察・治療を受けてください。

若い人たちの場合は、自律神経系がいくぶん乱れるために起こる軽度の疾患《しっかん》であることがめずらしくないそうです。

本項の問題について、森田療法はつぎのように考えます。


それは誰にでもあることである。直立不動の姿勢をとるといっても、地面に棒を突き刺したように微動だにしないという姿勢をとり続けることは誰にもできない。動くまいと思って静止したままの姿勢でいるつもりでいても、注意深く観察すると、人は誰でもかすかに動いているのである。神経質の人がそれにこだわると、身体の動揺がさも自分だけに生ずる病気のように思えてしまう。

大原健士郎『「森田式健康法」ノート　心が強くなるクスリ：　自分を「しっかり支える」心理学』、二〇〇〇年、三笠書房。

体調本位な人は、自身のほんのわずかな揺《ゆ》れにも気づき、それが大きな揺れに感じられて、船に酔ったように具合が悪くなってしまう、そういうことなのでしょう。

そんな人は自分の外にも注意をそそぐべきであり、そそぐためには散歩やスポーツが役立つようです。

もちろん学校に行くことも役立ちます。

ずいぶん遠まわりな方法に聞こえるかもしれませんが、効果があります。

いずれにしても、めまい感やフラフラ感は成長期が終わるころにはだいたいなおっているそうなので、あまり深刻に悩まないようにしてください。

私がお会いしたかたは、この症状が原因で中学時代のほとんどを不登校生としてすごしました。

ある時期から目的本位に転じ、高校を終えて、今は大学に通われています。

症状はほとんどなくなりました。

3 何度もトイレに行きたくなる。お腹《なか》がゆるい。

小児科や内科を訪ね、診察・治療を受けることが大事です。治療を受けるかたわら、以下の点にも気をつけてください。

現在、あなたは、授業を避けるとか、バスや電車内ではすぐに下車できるような場所に位置するとか、なるべく外出しないとか、さまざまな工夫《くふう》をしているはずです。

お気持ちはわかりますが、工夫におぼれると、実生活よりも工夫のほうが大事になってしまいます。

工夫がきかないようなちょっと困難な試練を自分にあたえて、それを乗りきる、という経験をつみかさねましょう。

無理難題に聞こえるかもしれないものの、おそるおそるやってみたところ案外たいした事態にいたらず、自信もつき、症状を気にする度合いが低減してゆきます。

4 息が乱れる。過呼吸《かこきゅう》が発生する。

命にかかわる問題ではありませんから、むやみに心配しないようにしてください。まだ病院へ行っていない人は行くべきで、心療内科受診が適切です。心療内科では、あなたにおよんでいるストレスを調べる、薬をだす、息が乱れた際に袋をもちいる応急法を説明する、などの診察や治療がおこなわれます。

すでに病院へ行き、袋の使用をすすめられて、でも、それではあまりにめだってしまうためつかっていない、という人がいるかもしれません。

そのような人は、息が荒くなりだしたら片手を自分の口のうえにかざし、吐《は》いた息を吸《す》いこむようにしてください。

袋とくらべてそれほど効果はおとりません。

「そろそろ、きそうだな」

というときに、口ではなく鼻で呼吸をするのも、大きな乱れをふせぐ方法になります。

息が乱れる症状をもっているのは厄介《やっかい》でしょうが、そう簡単には御《ぎょ》せません。あきらめて、まるでこの症状がないかのように、学校や家庭でしなければならないことを着々とおこなっていってください。

それをつづけていれば、いつとはなしになおります。

5 自分の体臭や口臭が気になる。病院に行って検査を受けたが、異常はないといわれた。

内科・皮膚科・歯科へ行き、体臭や口臭を調べてもらうのは必要なことです。そして、問題なしといわれたら、素直にその診断を信じてください。

納得せず、他のいくつもの病院へ行ったり民間療法をためしてみたりするのは必要を超えた行為で、そのようなことをしたためにますます気になってしまいます。

それよりも、ぜひ、心療内科あるいは精神科を訪ねてください。

友人の体臭に気づいて自分自身はどうなのか胸を痛めているとか、一度だけ知人から口のにおいを指摘された衝撃でいつまでも疑心暗鬼《ぎしんあんき》になっているなど、身体よりも心の問題でありがちだからです。

日本はにおいに敏感な国であり、それがよい面にもつながっているのでしょうが、悪い面にもつながっており、結果的に、過剰なまでにわが身のにおいを案じる人たちがあとを絶《た》ちません。

あなたが最もすべきことは、自分の体臭や口臭に関して不安な気分があるというのを、こらえることです。

こらえていれば、こらえながら他人と接しつづけていれば、いつかその不安は麻痺《まひ》します。麻痺したら楽になります。

それを信じて、ひたすらこらえてください。

もっと重い、あなたが自分で自分のにおいを感じとる場合についてはどうかというと、私たちの鼻は自身が発するにおいをほとんど察知しないようにできているので、

「これは幻《まぼろし》のにおい、ニセのにおいだ」

と割りきってください。不安のあまり、実在しないにおいを嗅《か》いでしまっているのです。

この場合も心療内科・精神科の受診をおすすめします。

6 汗をかきやすい。汗が多い。

手のひらに汗をかく人が多いようです。

場所が手のひらであるかどうかはともかく、かいている汗のことを他人に気づかれるのがとて

も恥ずかしいみたいです。

汗をかくというのは恥ずかしがらなくてよい生理現象なのですが、なぜか気にするのです。どうしても気になるときには皮膚科の病院へ行って相談してみてください。

自分でできる対応として「腹式呼吸《ふくしきこきゅう》」があります。

おヘソの下あたりをふくらませながらゆっくり息を吸い、いっぱいになったらしばらく息をとめて、そして今度はおヘソの下をへこませながらゆっくり息を吐きだす、これが腹式呼吸です。

心身をリラックスさせる効果があり、もしあなたが緊張しやすさのせいで汗をかいているのだったら、この方法が役立つでしょう。

とはいっても、汗が出るときには自然体で汗を流しておくのが最良の対応であり、発汗防止だけを意図した腹式呼吸は無用と思います。

7 人前で顔が赤くなる。

皮膚科あるいは心療内科を訪ねてください。

たくさんの若い人がこの問題に悩んでいます。

しかし、その人たちが赤面に悩んでいるということを、周囲はまったく知りません。他人の顔の赤さがどれくらいであるか監視している人はいないからです。

赤面を悩む必要はないのです。

顔がどんなに赤くなるにしても、赤面の強弱は自分で調節できるものではありません。できないものはできないと降参《こうさん》し、張りさけるような気持ちで赤くなった顔を人目にさらしておいてください。

「人に顔の赤さを注視されても動《どう》じない自分であろう」

などと不可能をめざす必要はなく、動じながら、恥ずかしがりながら、耐えていればよいのです。きつい方法ですが、これをつづけることで顔の赤さを苦痛に感じるエネルギーが弱まり、しだいに落ちついてゆきます。

赤面を理由に人と接する状況から逃げだしたりしたら、そのときは楽なものの、それで問題がなくなったりはしません。

赤面症に悩む人は、概して強い克己心《こっきしん》をもっています。

克己心が強いため自分の顔の色合いまでも統制を試み、「人前で絶対に赤くなってはいけない」と決めこんでしまうのです。

克己心が強いのは長所です。

そんな長所をもつ自分を評価し、せっかくの長所を顔色のようなどうでもよいことにむけたりするのではなく、もっと自分の発展につながる領域にむけてください。

8 身長が低い。

背が低いことをつらく感じる場合があります。

このつらさは、私たちだれもがもっている、他人に劣《おと》りたくない、ふつうでありたい、あわよくばふつう以上でありたい、という気持ちからくるものでしょう。

残念ながら、今のところ身長を高くする方法はありません（現在、成長期で、同世代の平均身長をかなり下まわっている人にたいしては、ある種の医学的方法がもちいられるそうです。小児科や内科に行って相談してみてください）。

あなたにできることは「人に劣りたくない」という気持ちのほうを活発にし、身長はどうあれ、自分の向上・発展をめざすことです。

格闘ゲームでは、小兵《こひょう》のコマンドが自分より二倍以上大きな相手を打ち負かす大逆転がしばしばあるようです。

これに勇気づけられてほしいものです。

現実の世界にもどると、小柄ではあっても、周囲から尊敬された人、異性に好意をもたれた人、勉学やスポーツに挑戦しレベルが高い結果をのこした人たちが、無数にいます。あたりまえです。そんな人たちのうち、だれかひとり有名人を選んで、その人物に関する伝記を読むのが励みになるかもしれません。

例をあげれば、『ボレロ』という美しい曲を作曲したフランスのモーリス・ラヴェルは、男性で、身長が低い人でした。

ドイツの哲学者のイマヌエル・カントやオーストリアの作曲家であるアマデウス・モーツァルトも小柄でした。

イギリス人で『怪談』の著者のラフカディオ・ハーン（日本名は小泉《こいずみ》八雲《やくも》）も小柄でした。

日本の柔道家の西郷《さいごう》四郎《しろう》もかなり小さいほうだったそうです。

津田《つだ》梅子《うめこ》はアメリカ人たちから「チビ」と呼ばれました。

ただし、ラヴェルやカントやモーツァルトやハーン、西郷、津田、の伝記は手に入りにくいかもしれませんから、『夜と霧： ドイツ強制収容所の体験記録』（みすず書房）を読んでみてはどうでしょうか。

どこの書店にも図書館にもおかれています。「新版」も出ています。

同書の著者であるヴィクトール・E・フランクル博士もまた身長が相当低い人物でした。男性です。

フランクルは、本の中に自分の背たけの件などは書いていませんが、どのような艱難辛苦《かんなんしんく》があっても生きることには意味がある、という気合いがこもった人生観を披瀝《ひれき》しています。

最後に、小柄さにたいするナンシー関《せき》氏の肯定的なコメント、「非常に日本人にとっては『何かいい』のではないか」(『聞く猿』、朝日文庫)を紹介しておきます。

9 美人ではない。魅力的な顔立ちではない。

自分は美しくないと思いこみすぎていて、実は悩むほどではない人たちがたくさんいます。極端に悪い方向に考えていないか、落ちついて鏡や写真をながめてください。

このとき、「顔がおかしい」という思いこみが強固だと本当に欠点だらけの顔に見えてしまうので、冷静になること。

冷静でないと、自分の顔の採《と》るにたらない歪《ゆが》みや粗《あら》がとんでもないものに映るのです。古代ギリシャの彫刻のような、みごとに左右対称で毛穴もホクロもない顔など、この世に存在しません。そして、もし本当にあなたの顔が美しくない場合、それは受け入れざるをえない現実です。

「美しくなりたい」

「美人に生まれたかった」

「美人がうらやましい」

そんな気持ちをもつのは無理もないですから、おさえつける必要はないでしょう。かといって、「顔さえ美しければ、なにごともうまくいくのに」とまで考えるのは、まちがっています。

顔の美しさは人生を生きるにあたって重要な要素である反面、人生のよしあしを決定するすべてではありません。

美しくなくても、出会いがあり、恋愛があり、よろこびがあり、たくわえた力を発揮する瞬間があり、同時に、悲しい経験、つらい経験、みじめな経験もよろずあって、結局、美しい人たちとちがいはない内容豊富な人生をおくることができるのです。

なお、顔立ちというものは、どれほど整っていても中年期ごろから急速におとろえをしめしだします。

美しい人が一生にわたってあなたに差をつけつづけるわけではない、美人と不美人の距離は縮まる、という未来に発生する不平等の緩和《かんわ》に期待しておいてください。

10 二重《ふたえ》まぶたではない。鼻が低い。

どうしようもないことはどうしようもないので、あきらめてください。

二重まぶたではない残念な思いをもちながら、鼻が低いという劣等感に悩みながら、日々、真摯《しんし》にもろもろの用事を果たしてゆけば、二重ではなくても鼻が低くても、自分が仕事をなしとげ、評価され、認められ、親しまれる、という当然の事実を知るはずです。

そうこうするうちに、目鼻のことなど気にならなくなるでしょう。

将来、大人になったとき、それでもまぶたを二重にしたい鼻を高くしたいと切望する場合は、ご家族としっかり話し合ったうえで美容整形の手術を受ければよいのです。

まずは一所懸命に働いて、貯金をし、手術を受けるためのお金を準備するようにしてください。

美容整形に関しては、

何となく、後ろ暗い空気がつきまといます。

「今や整形なんて、美容院で髪を切るくらいな感覚でできるのです」

などと言う人はあれど、

「私、髪切ったんだけどどう？」

という言葉と同じくらい気軽に、

「私、エラけずったんだけどどう？」

などと言う人はあまりいない。というか、言われても困る。


酒井順子『容姿の時代』、二〇〇四年、幻冬舎文庫。

こんな問題や、整形美には不自然さがともなうという問題、ひとたび受けたら二回目三回目と歯どめがきかなくなっていってしまうという問題などが起こりますから、慎重に検討してほしいものです。

あなたは「まぶたが一重なので、鼻が低いので、人から悪く思われている」と考えているかもしれません。

この考えはあなたが周囲の人たちの心の中を憶測《おくそく》したものにすぎず、おしなべて、実際と異なります。

人は、あなたのまぶたの形状、鼻の高低を、なんとも思っていないのです。

11 もっとやせたい。

やせなければならない健康上の理由がある場合は、医師や栄養士の指示にしたがって堅実なダイエットをしてください。

個人でダイエット計画を立てるのは、すぐに挫折したり、結局むかしの体重以上になったりと、望ましい効果につながりません。

専門家にかかわっていただくことが大事です。

健康上の理由がまったくないのに「やせたい、やせたい」と考えている場合、これは心のかたよりみたいなものですから、かたよりの結果こういう考えがわいてくるんだと自覚して、その考えに重きをおかないよう気をつけてください。

古今東西、女性に見られがちなかたよりで、「摂食《せっしょく》障害《しょうがい》」につながります。

摂食障害について若干《じゃっかん》解説すると、これは食べるものや食べる量の調整がきかなくなる心の病気です。

十六世紀、ドイツに少量の食事しかとらない女性たちがいたという記録がのこっており、十七世紀の終わりごろ、イギリスの医師がこの障害とおぼしき疾患に関する報告をしました。日本では、十四世紀、兼好法師《けんこうほうし》の『徒然草《つれづれぐさ》』第四十段にそれらしい奇病が記されています（『徒然草』の女性が本当に摂食障害だったのかどうかまではわかりませんが）。

現代の女性におけるやせたいという気持ちは、総じて、「スラリとなり他人に評価されたい」「ほっそりして自信をもちたい」という欲求のあらわれでしょう。

「評価されたい」

「自信をもちたい」

これは健全で切実な欲求と思います。

病的な減量に専念するのではなく、評価されるように他人と接し、自信をもてるように勉強・仕事の努力をする、そちらの方向に欲求を発展させてゆけばよいのです。

第七章　生活

1 夜、眠れない。寝つきが悪い。

眠りにつくのが遅いのはづらい状態ですが、「早く眠らなきゃいけない」とあせると、ますます眠れなくなります。

眠りを意識しすぎ、ふとんの中でトロトロッと眠りだしたときに、自分にたいして、「あっ、今、トロトロきたぞ」というような突っこみを入れてしまうからです。

これで眠れるはずはありません。

眠りは、私たちが自分の都合に合わせてコントロールできる現象ではなく、身体が一方的に要求してくるものです。

人の毎晩の睡眠時間は五時間から九時間のあいだを行ったりきたりしています。

眠れないときは身体が眠りを必要としていないわけで、眠ろうとしてもどうにもなりません。

「眠れないんだったら、起きていればいい」

そう思いさだめて起きあがり、なんらかのすべきことをおこなってください。やがて眠たくなってくるでしょう。

多くの人の経験では、寝つけない夜に勉強などのしたくない活動をしだせば、かなりすみやかに眠くなるみたいです。

ところで、いろいろ考えごとをするから眠れないのだと勘ちがいし、ふとんの中でなにも考えないようにがんばる人がいます。

そんなことをしたら興奮してよけい眠れなくなりますから、考えごとが起こってくる際は抵抗しないで考えつづけてください。

このほうがよほど眠りにつながります。

さらに、「夜にぐっすり眠り、朝さわやかに目ざめたら、その日は勉強なりスポーツなりに励むことができるのに」などと思いこまないように。

昨夜の眠りがたりなくても、あるいは運悪く徹夜になったとしても、今日一日、勉強やスポーツをおこなうことはできるのです。

大学生を対象に実施された日本の研究では、約四日間ぶっ通しで起きていても、身体に異常はあらわれなかったそうです。

あなたがたまたまこの数日ぐっすり眠れなかったからといって、過度に健康を心配する必要はありません。

2 心配ごとがあって眠れない。

心配ごとがある夜に眠れなくなるのは当然です。

無理して眠ろうとせず、横になってその心配ごとを心配しつづけてください。

それほどまでに心配な問題は、眠らないで熟考すべきなのです。

その結果、たとえ徹夜になったとしても、やむをえません。

心配なことはやがて解決にいたるか軽くなるかします。それにともなって、また眠れるようになるでしょう。

私のクライエントのかたがたは、心配ごとが解決した途端《とたん》すぐに眠れるようになったのではなく、一定の日時がすぎて、ようやく眠れるようになりました。

なぜそうなるのかはわかりませんが、そんな傾向があるという情報を提供しておきます。

眠れない状態が何日もつづくようだったら、念のため、心療内科を訪ねてください。

3 イヤな夢を見る。毎晩、悪夢を見る。

私たちは毎晩多数の夢を見ています。そのうち、起きる直前に見ていた夢ひとつかふたつを、昨夜の夢としておぼえているのです。

あなたにおいては目をさますころの時間帯にイヤな夢を見ている頻度《ひんど》が高いのでしょう。愉快ではないと思います。

ですが、どんな種類の夢を見るかを操作することはだれにもできません。

たとえ悪夢であっても、それは見るしかなく、目ざめたときに、

「ああ、イヤな夢が終わってよかった」

と安心すればよいわけです。いずれ見なくなります。

イヤな夢であれ、楽しい夢であれ、しょせん夢は夢にすぎず、夢なんかどうでもいいものなのです。

ジグムント・フロイトとカール・ユングの夢理論は、まったくといっていいほど実証的な根拠を欠く主観的な推測であった。
マーティン・ガードナー（太田次郎訳）『インチキ科学の解読法：ついつい信じてしまうトンデモ学説』、二〇〇四年、光文社。

悪い夢を見ると、なぜそんな夢を見てしまったのか意味を知りたくなり、つい、近くの書店に走って心理学書を立ち読みしがちです。

フロイトとユングは夢を研究した人たちです。彼らの理論は非科学的であり、そんな理論を土台にしている通俗心理学書の解説を真《ま》に受ける必要はありません。

夢は、眠っているあいだにおこなわれる頭の中の情報整理においてでたらめに発生する現象で、神秘的な意味は包含《ほうがん》されていない、と考えておいてください。

4 朝、まともな時間に起きることができない。

夜に「明朝はちゃんとした時間に起きる」とどんなに大決心をしても、朝になると目がさめない人たちがいます。

長いあいだそういう状態だったら、一種の身体の病気とみなして、病院を訪ねてみるように。薬やその他の治療で改善すると思います。

朝に起きる習慣はとても大事です。

夜間の学校に通っていても、通信教育を受けていても、はたまた不登校中であっても、その時期が終わってからの後半生では毎朝きちんと起床することが要求されるでしょうから、やはり朝起きの習慣を身につけておきたいものです。

でも、起きてからおこなうべき用事をもっていなければ、なかなか朝の目ざめにはつながらないでしょう。

用事を見つけだすこと、用事をつくりだすこと、これが早く起きるための条件です。

自分でできる起床の工夫として、起きる時間を毎日、あるいは二日か三日ずつ、だんだん早めてゆく、というものがあります。

たとえば、二日ずつ早める方法では、あなたがこのところ午後二時前後に目ざめている場合、明日と明後日はがんばって午後一時に起きる、自分にたいしてそういう取り決めをするのです。前夜に寝たのが何時であっても、それは度外視《どがいし》して、きっぱり午後一時に起きてください。起きてから頭がボーッとなるかもしれませんが、わずか一時間程度の起床時間のちがいなので耐えることはできるはずです。

それを達成したら、三日目と四日目は正午に起きるようにします。しだいに、午前十一時、午前十時、午前九時と、起きだす時間を早め、最終的には午前七時ぐらいに起床してください。

じわじわ朝がたに近づくわけです。

このようにじわじわと目標に接近するやりかたは、人生のあらゆる場面で応用可能です。辛《から》くないトウガラシを開発した功績で「イグ・ノーベル賞（笑える研究に贈られるパロディ版ノーベル賞）」を受賞したアメリカの大学教授の受賞スピーチでも、それが端的《たんてき》に語られています。

> 私は、一人でも多くの方に「チリヘッド（チリペッパーの愛食家）」になってもらいたいと常々考えています。そこで、あまり辛くないチリペッパーの開発を思い立ちました。そうすれば、より多くの人びとがチリペッパーを食べるようになると考えた

からです。そして徐々にチリペッパーの辛みを上げていけば、さらにチリペッパーを食べる人が増えるはずです。こうしてチリペッパーの辛みに慣れていけば、いつの間にかほんとうに辛いチリペッパーでも食べることができるようになります。

マーク・エイブラハムズ（福嶋俊造訳）『もっと！　イグ・ノーベル賞』、二〇〇五年、ランダムハウス講談社。

早く起きる方法を実践する際には、あなたが寝る部屋のカーテンなどを閉《と》じないで、朝になったら日光が室内に入ってくるようにしておいてください。より起きやすくなります。そして断固として起きてください。起きたら、毎朝かならず食事をとることも大切です。

5　努力がきつい。今のままでいい。ふつうでいい。

努力するのはたしかにきついですから、そういう気持ちがきざすこともあるだろうと思います。

けれども、あなたがふつうの生活を望んでいる場合は、きついでしょうが努力を継続しなければなりません。

どうしてかをたとえで説明すると、人生というのは下りのエスカレーターにうしろむきになって乗っているようなもので、エスカレーターの階段を流れとは逆に上にむかって登りつづければ、今の高さを保てないのです。

努力をやめると、低いほうに下がって行ってしまいます。

ふつうの生活というのは上に登ろうとするたゆまぬ努力で維持されており、今のままでありたいのならば、努力が必要なのです。

以上はたとえですから、ちょっとでも努力をやめたらたちまち下に降りて行ってしまうというわけではありません。

休んだり、楽しみをもったりしながらも、基本的には一定の努力が必要、そのように理解してください。

6 ひきこもりになった。

以下はひきこもりについてではない話の中で書かれた文章ながら、ひきこもりの問題に通じるところがあります。

> 自分では「私はヒマに強い。ヒマを持て余すなんていうことはない。ヒマつぶしに関しては天才的だ」と思っていたのだが、しかし、実際、世間との接点が乏しい時間が長引くと…なんだかだんだん息苦しくなった。風通しの悪い部屋で、自分がどんどん腐っていくような気がした。私は悟った。悲しいかな、私は小人物なのだと。「高等遊民」におさまれるほどの上玉じゃあなかったんだと。というわけで、しぶしぶ働き出して、今も働いているわけである。「小人閑居して不善をなす」というのは、勤勉奨励みたいでウッスラとシャクにさわる言葉ではあるが、九九％の人間には当てはまってしまう、人生の真理ではあると思う。
>
> 中野翠『無茶な人びと』、二〇〇四年、文春文庫。

ひきこもりは、当初の理由はどうあれ、心身の健康に悪影響をあたえる行為で、できるだけ改善の方向にもって行くべきものです。

改善の方法を述べます。

まずは一週間、あらためて、安心して、自分を責めたりしないで、しっかりひきこもってください。そのあいだは起きるのも眠るのも自由にして結構です。

一週間がすぎたら、今度はちょっとずつ家事の手伝いなどをおこなってください。朝もきちんと起きること。前の晩に寝たのが何時であってもその時間にかかわりなく起きる、場合によってはほとんど寝ていなくても朝はちゃんと起きる、それをめざしてください。これを一週間か二週間つづけると、動くリズムや起きるリズムができあがってきます。

さらにそのつぎの一週間か二週間、近くのコンビニまで買いものに行ったりするなど、外にも出るようにしてください。

外に出る用事のひとつとして、心療内科や精神科の受診をすすめます。せっかくですから、午前中の時刻の診察予約をとると、朝の起床にもつながります。

このように、じっくり生活を整えながら自分を外界にさらしてゆけば、ひきこもりは終了します。

とはいっても、社会にうずまいている無数の問題はまったく変化していません。

あなたを認めようとしない世間の態度にも変わりはありません。

あなたにたくさんの困難がふりかかってくる状態だってむかし通りです。

それらを致《いた》し方《かた》がない現実として受け入れ再スタートすべきと考えるのですが、疲れ、つまずいてしまったら、そのときはまた一週間ほどひきこもればよいのです。

そういう出たりこもったりを繰りかえしながら、重度のひきこもり状態から脱していってください。

夏目漱石《なつめそうせき》がロンドンの下宿でひきこもった際は、こうでした。

> 宿の主婦にしてみれば、幾日も部屋に閉じこもったきりで、めそめそ泣いたりしているのを知っては、自然どうなることかと気も配ったことでありましたでしょう。そのまた気を配るのが夏目の神経に障《さわ》るというわけだったのだろうと思います。つまり厚意がかえって仇《あだ》となるので、だからこうなったが最後、いちばん近しいものがいつもいちばんひどく恨まれる勘定になりますのです。
>
> 夏目鏡子『漱石の思い出』、一九八一年、角川文庫。

このエピソードに書かれているような身近な人（とりわけご家族）への怒りは、ひきこもりのかたがたに多く見られるものです。

理不尽《りふじん》な怒りであることに思いいたってください。

7 ゲームをやめることができない。

ゲームは非常におもしろいものらしいので、いったんはじめたらなかなかやめきれないというのは、どうしようもないなりゆきでしょう。

ゲームをすること自体はかまわないものの、時間はきちんと配分できるようになっておくべきです。

やめないといけない事情があるとき強引にやめてみて、やめてみると案外平気だったという体験をするのが、時間配分の第一歩になります。

この本において何度もお伝えした通り、私たちの気持ちは固着しないものですから、ゲームをやめた直後の「ああ、もっとやりたい」というたまらない気持ちも、つぎの活動をなにかしているうちにやがて消えてゆきます。

ゲームをつづけたい気持ちを尊《とうと》ぶ必要などないのです。

ゲームを中断したストレスが原因で病気になった人はいません。安心して、やめるべき時間にピシャリとやめてください。

8 非行から立ち直れない。

非行は自分や他人に損害をあたえる行為です。

ぜひ立ち直ってほしいものです。

非行から立ち直ろうとしても、これまでのさまざまないきさつがあるでしょうから、たしかに簡単にはいかないだろうと思います。

それにしても立ち直ろうという意志があるのは立派《りっぱ》なことで、これがない人には森田療法であれ他の療法であれ、まったく役に立ちません。

意志がありさえすればなんとかなります。

さしあたり自分でできる改革として、ことばづかいをおだやかにし、服装・外見を学校にいるまじめな人たちと同じようにする、というのはどうでしょうか。

話しことばや身なりをきちんとしたものにあらためれば、周囲からだんだんきちんとした人間としてあつかわれるようになり、自分がきちんとした人間に感じられてきて、それがあなたの本格的な立ち直りにつながってゆくのです。

9 親がケータイの使用をやめろという。

携帯電話がどうしてこんなに若い人たちのあいだで普及しているのかの理由は、機能が多様で便利だからということを土台に、若者の興味が多様化・細分化してきて自分と同じタイプの人が近場でみつかりにくくなったから、(メールが着信しているかどうかなど) しょっちゅう確認すべきものをもっているのがうれしいから、などではないかと思うのですが、これはご質問とは関係がない話です。

携帯は、友だちと連絡をとるために、種々の情報を入手するために、必須の器具と思います。しかし、親ごさんが「やめろ」とおっしゃる場合は、やめるほうがよいでしょう。

親ごさんがおっしゃることがつねに絶対に例外なく正しいというわけではありませんが、たかがケータイぐらいの件だったら、親ごさんのご判断にしたがうべきです。

10 親とうまくいかない。

人間関係というものは、むずかしいものです。

その中でも親子の関係が一番むずかしいかもしれません。

親子関係がうまくいっていないご家庭はめずらしくないでしょう。

うまくいっていないとき、若いかたの場合は、親ごさんのお考え・ご意見を尊重しておくのがまずまちがいないと思います。

もうちょっと年齢《とし》をとってから、親ごさんと距離をもち、自分の判断で生きてゆけばよいのです。

なお、理想の親子関係を思いえがいて、それに当てはまらない自分の家庭に不満をもってしまう人がいます。

観念の世界から現実の世界に帰ってくる必要があります。

どんな個人でも多様な問題をかかえており、どんな家庭にも種々のひずみがあります。

しかたがないことであって、問題視してもどうにもなりません。

親ごさんが今のようであるのは、やむをえないことなのです。

親ごさんのありかたをできるだけ認めてあげてください。

11 親の乱暴が絶《た》えない。親から殴《なぐ》られる。親からひどいことをいわれる。

深刻な問題です。

がまんをする必要はありません。

このような問題は大人の人にあいだに入ってもらうことが大事です。すぐに学校の先生に相談し、助けをもとめてください。

近くの交番や児童相談所を訪ねるのも適切です。

私はカウンセラーという仕事がら、お会いしていた人たちを守るために、これまで何度か学校に連絡したり警察署や児童相談所に通報したりしました。

それで知ったのは、学校も警察も児童相談所も、被害を受けている人たちの立場を最優先させて問題解決を図《はか》ろうとする、ということです。

配慮がゆきとどいた介入をしてくださいます。

だれかに話をしたせいで、今後、状況が悪化してしまう、あなたが家にいづらくなる、あなたの人生が滅茶苦茶《めちゃくちゃ》になる、という事態は発生しません。

ご心配なく相談に行くようにしてください。

おわりに

現代の若い人たちが、むかしの若者たちにくらべ、より気分本位・体調本位の生きかたになっているのかどうかは、わかりません。人々がどれくらい気分や体調にとらわれているかを時代ごとに調べた調査はないからです。調べようがないテーマでしょう。

そのことはさておき、カウンセラーの私がたくさんの若いかたがたとお会いしてきて、再三再四《さいさんさいし》、気分本位をどうにかすれば問題が軽減するだろう、体調本位を断《た》ちきれば状態が好転するだろう、と感じる場面がありました。

そして、森田療法を紹介する必要性を思うようになりました。

そのような動機で書いたのが本書です。

私はかつて森田療法の患者でした。

森田療法を受け、病気が軽くなり、もてあましていた人生の困難をいくつか解決できました。

私の場合、受療当時から今にいたるまで全面的に森田式生活をしているというわけではないものの、それでも恩恵《おんけい》を実感しています。

本書の冒頭でこの療法の効果に関するデータを掲《かか》げましたが、有効ぶりをしめすデータがあるという理由ばかりではなく、自己体験からも、自信をもって森田療法をおすすめするしだいです。

本来は入院を前提につくられた療法ながら、書物などを通して考えかたを知り実践するだけで、変化をもたらします。

多くの人が森田療法を学んで人生をご発展させることを願っています。

森田療法に興味をもたれたかたは、「参考文献」で紹介する書籍をお読みください。どれもが有益な本です。

他にもすばらしい本がたくさん書かれています。

全都道府県に「生活の発見会」という森田療法の研修サークルもあります。


森田療法は、「がんばれ」と人を励《はげ》ます心理療法です。

心身の問題に悩む人たちにがんばりがたりないと考えているのではありません。それどころか、心身の問題にとらわれがちな人はすごくがんばる人、と考えます。

このとき、あまたの人々が問題を継続させ悪化させる方向にがんばってしまっている実態があり、その方向性を修正しようとするのが森田療法なのです。

森田療法はひとつの心理療法にしかすぎませんから、大学生・高校生・中学生のすべての悩みに答える力は所持《しょじ》していません。

本書であつかっていない悩みは無数です。

書いても書いてもきりがないので書かなかったものがあるいっぽう、森田療法が苦手としているために書かなかったものもあります。

本書が触《ふ》れていない悩みをおもちのかたは、それが病気の類《たぐい》であれば、病院を訪ねてください。たとえこの本に記述されていなくても、森田療法がうまく対応できなくても、医療や他の心理療法が対応します。

ただし、病気というより、精神的な悩みのようなものを抱《かか》えているかたは、病院へ行く前に、ご家族・学校の先生に相談してください。

あなたのことを最もよく知り、最も心配してくれるのは、初対面の（あるいは、たまにしか会わない）医師とかカウンセラーとかではなく、ご両親や先生がただからです。

参考文献

本書を執筆するにあたり、以下の文献を参考にしました。

○青木薫久『森田理論応用：ノイローゼ・心身症・そううつ病』、一九八八年、批評社。
○青木薫久『森田理論応用・2：心臓と神経が強く太くなる本』、一九九七年、批評社。
○市川光洋「森田療法と家族」（収録：『こころの科学　八九：特別企画　現代人の悩みと森田療法』）、二〇〇〇年、日本評論社。
○岩井寛『森田療法』、一九八六年、講談社現代新書。
○大原健士郎『あるがままに生きる：森田療法の心の処方箋』、一九九七年、講談社プラスアルファ文庫。
○大原健士郎『神経質性格、その正常と異常：森田療法の科学』、一九九七年、講談社。
○大原健士郎『「森田式健康法ノート」心が強くなるクスリ：自分を「しっかり支える」心理学』、二〇〇〇年、三笠書房。
○大原健士郎『新しい森田療法』、二〇〇〇年、講談社プラスアルファ新書。
○岡本常男『新版　私は森田療法に救われた』、一九九九年、ごま書房。
○岸見勇美『森田正馬　癒しの人生』、二〇〇二年、春萠社。
○北西憲二『「くよくよするな」といわれても…：くよくよしてしまう人のために』、一九九八年、法研。
○高良武久『人間の性格』、一九五九年、白揚社。
○高良武久『森田療法のすすめ：ノイローゼ克服法』、一九七六年、白揚社。
○鈴木知準『ノイローゼの積極的解決：その治療戦略』、一九八〇年、誠信書房。
○鈴木知準『神経症はこんな風に全治する：森田療法の道』、一九八六年、誠信書房。

○生活の発見会『現代に生きる森田正馬のことば・1：悩みには意味がある』、一九九八年、白揚社。
○生活の発見会『現代に生きる森田正馬のことば・2：新しい自分で生きる』、一九九八年、白揚社。
○豊泉清浩『森田療法に学ぶ：神経質を伸ばす生き方』、二〇〇六年、川島書店。
○長谷川和夫『森田療法入門：マイナスの心をプラスに転じる法』、一九九九年、サンマーク文庫。
○長谷川洋三『行動が性格を変える：森田式心の健康法』、一九八〇年、マネジメント社。
○長谷川洋三『しつけの再発見：親と子で学ぶ森田療法』、一九八四年、白揚社。
○長谷川洋三『森田式精神健康法：不安にとらわれない生きかた』、一九八六年、三笠書房・知的生きかた文庫。
○水谷啓二『森田療法入門　上・下：ノイローゼを活かす正しい人間学』、一九六八年、白揚社。
○森岡洋『よくわかる森田療法』、二〇〇〇年、白揚社。
○森田正馬『森田療法シリーズ　神経衰弱と強迫観念の根治法［新版］：ノイローゼ克服への必読の原典』、一九九五年、白揚社。
○森田正馬『新版　神経質の本態と療法：森田療法を理解する必読の原典』、二〇〇四年、白揚社。
○森田正馬『新版　自覚と悟りへの道：神経質に悩む人のために』、二〇〇七年、白揚社。
○森田正馬『新版　生の欲望：あなたの生き方が見えてくる』、二〇〇七年、白揚社。
○デイヴィッド・レイノルズ（山本桂子訳）『行動的な生き方：森田と内観に学ぶ』、一九八九年、創元社。
○デイヴィッド・レイノルズ（岩田真理訳）『悩みを活かす：森田療法による建設的な生き方』、一九八六年、創元社。
○デイヴィッド・K・レイノルズ（遠間美保子・小木晴代訳）『行動が人生を動かす：感情の上に人生は築けない』、二〇〇四年、朱鷺書房。
○渡辺利夫『神経症の時代：わが内なる森田正馬』、一九九六年、TBSブリタニカ。

あとがき

行動療法をおこなう臨床心理士の私にとって、森田療法は一番の専門領域というわけではありません。

本書執筆を前にいろいろ勉強しましたが、専門ではないため理解が不十分で、文中、それがあらわれてしまっている箇所が少なくないと思います。

筆者の私に帰されるべき瑕疵《かし》であり、森田療法自体の欠点ではないことをおことわりいたします。

解説をしてゆく中で、ことばづかいや考えかたはできるだけ森田正馬《まさたけ》自身によるものにしたがいました。加えて、森田療法を実践していらっしゃる著名な先生がたの用語・お考えもいくつか拝借しました。

先生がたのご説明のしかたを参考にさせていただいた文章もあります。

私が勝手に森田療法の語として用いた「体調本位」のような表現もあります。

お礼とお詫びを申し上げます。

さらに、本書内のすべての解説が森田療法的というわけではなく、行動療法の考えかたを援用したところ、ロゴセラピーの哲学を述べたところ、私個人の意見を書いたところ、なども混在しています。ご了承ください。

行動療法やロゴセラピーは、心理療法の異なる学派です。

私は、長崎ウエスレヤン大学という小さな大学で、臨床心理学を教えている教員です。同時に、長いあいだ、スクールカウンセラーとして働いてきました。これまで勤務した学校名を列挙すると、つぎの通りです。

長崎県立長崎東中学校・長崎東高等学校、長崎県立西陵高等学校。

学校法人・鎮西学院　鎮西学院高等学校、学校法人・青雲学園　青雲中学校・青雲高等学校。

佐世保市立吉井中学校、五島市立富江中学校、長崎市立小島中学校、長崎市立大浦中学校、長崎市立小ケ倉中学校、長崎市立土井首中学校本校・開成分校、長崎市立三川中学校、長崎市立丸尾中学校、長崎市立日見中学校、長崎市立東長崎中学校。

長崎市立仁田小学校、長崎市立佐古小学校。

本書であつかった悩みごとは、どれもが、勤務先の学校において児童生徒の皆さん・保護者の皆様がたから実際に頂戴したご相談です。

所属する長崎ウエスレヤン大学の学生たちから受けた各種相談も含みました。

ご相談事案をつかわせていただき、感謝いたします。

うかがったお話の内容は、本の執筆にあたり改変したので、ご心配なさらないでください。

本書の出版に際しては、学文社編集部・二村和樹氏より多大なご尽力を賜りました。心からお礼申し上げます。

最後に、この本を書きあげたいという私の気持ちを理解し、約二年にわたる執筆期間中応援しつづけてくれた妻にたいして、感謝の意を表します。

二〇〇八年七月　金　原　俊　輔

著者略歴

金 原 俊 輔（かなはら・しゅんすけ）

学校法人・鎮西学院　長崎ウエスレヤン大学　現代社会学部　社会福祉学科　カウンセリングコース　教授。

1955（昭和30）年、長崎市生まれ。長崎県立長崎東高等学校、和光大学、を経て、アメリカ・カリフォルニア州のノートルダム大学大学院修士課程とサンフランシスコ大学大学院博士課程を、それぞれ修了。専門は臨床心理学。

教育学博士。臨床心理士。上級産業カウンセラー。

長崎県スクールカウンセラー。学校法人・青雲学園　青雲中学校・青雲高等学校スクールカウンセラー。

著書・論文

『アメリカでカウンセリングを学ぶ』（現代図書）。

「School avoidance and logotherapy in Japan」（国際ロゴセラピー学会『The International Forum for Logotherapy』）。

「Dependence on alternative medicine : Features, mechanisms, and treatment strategies」（アメリカ行動療法学会『The Behavior Therapist』）。

「A review of the definitions of stereotype and a proposal for a progressional model」（アメリカ個人差研究学会『Individual Differences Research』）。

心なんかどうでもいい
——大学生・高校生・中学生の悩みに答える森田療法

2008年8月5日　第1版第1刷発行

著者　金原　俊輔

発行者　田中千津子
発行所　株式会社　学文社
〒153-0064　東京都目黒区下目黒3-6-1
電話　03(3715)1501(代)
FAX　03(3715)2012
http://www.gakubunsha.com

印刷　中央印刷
製本　橋本喜太郎製本所

ISBN978-4-7620-1864-0